医療人材・組織の育成法

～患者満足と組織活性のヒント～

疋田幸子・下田静香
法政大学大学院職業能力開発研究所

経営書院

はじめに

私たちは日常生活を送る中で、時として体調を悪くしたり、けがをしたりします。そのようなとき、医療機関で専門家の力を借りて回復を図ろうとします。誰もが生まれたときから、何度もお世話になるのが医療機関です。

通常の状態とはいえないとき、励ましや優しいことばをかけられたり、治療する一生懸命な姿勢を見ると、感謝の気持ちでいっぱいになります。いろいろな業種の中で医療機関は、お金を支払う人が「ありがとう」という数少ない仕事の1つといえます。

昨今の経済情勢や社会の変化に伴い、医療機関も一層の改革が求められています。それは施設の刷新であったり財務体質の強化であったりと、さまざまな側面から取り組みが行われています。

本書は、医療機関の改善を「人」の側面から取り組むことを目的としました。個人としての「人材」とその集合である「組織」をどのように育成するのかがテーマです。育成の基本を起点として、具体的な取り組み方や事例を多く取り上げました。職場で活用できるチェックシートも特徴です。

これまで病院の人材というと、医療の現場で活躍する人が主として取り上げられてきました。しかし今回は、「医療機関で働くすべての人」に共通する育成を考えたいと思います。医療という職業としての特殊性を考えながら、しかし人の集合により形成される組織をいかに活力あるものにし、生産性を向上させるかを目標としました。

筆者である2人は、法政大学大学院イノベーション・マネジメント研究科において、日本の人事労務に関する研究者として活躍しておられる藤村博之先生の指導を受け、研究を続けています。別の時期に大学院を修了した2人が、恩師のもとで学んだ日本の競争力の原点といえる「人材と組織力」について、医療の現場で活躍をされる方々に理解していただきたいと思いながら書き進めました。

1人では仕事を完遂することができません。多くの人の協力により、大きな成果を生むことができます。さまざまな人たちが協力する場面が組織です。人材は、新たな知識を取り入れ、時代にあった継続的な能力開発が必要です。組織は、人材が持つ能力を集結することにより大きな価値を生み出します。組織も進化し続けることが存続の使命といえるでしょう。

本書が医療機関のさまざまな部門で働く方々の、業務改善や問題解決の一助になることを心から願っています。

疋田　幸子

もくじ

法政大学大学院職業能力開発研究所　下田　静香

第1章

育成の必要性

疋田 幸子
法政大学大学院職業能力開発研究所

1. 変化する組織と人材

(1) 急速な変化の現状

21世紀になり、私たちの社会はそれまでと全く違う環境になりました。恩師の1人が2000年になった頃、話してくれたことを思い出します。

「世紀の変わり目に立ち会うことは、後で振り返るとすごいことだと実感するよ。例えば産業革命のようにね」

バブル崩壊後、失われた10年といわれましたが、今考えれば本当にいろいろなものを失ったようです。それは誰もが感じていることかもしれません。

私たちを取り巻く環境は、日々変化をしています。どの職業にとっても同じですが、医療分野の変化も例外ではありません。制度や法律の改正のほかにも、さまざまな変化が押し寄せてきます。

この変化は、私たちの仕事やそこで働く人の考え方にも影響を及ぼしているといっても過言ではありません。これまで社会に確実に存在したはずの仕事が完全に消えてしまったり、海外に移植され、国内の産業が空洞化しています。同時に、人としてのあり方まで不安定な状況になってきました。

外的な条件の変化を嘆くばかりでは、解決法が見つかりません。もう一度、職場全体を見直し改善をすることが急務です。競争力を持ち、体力のある組織に変化することが必要です。組織としての機能を問い直し、すでに持っている「強み」を活かし、活力に満ちた組織の再編成が重要な課題といえます。

(2)　個人主義の台頭

これまで私たちの国は、よい意味でもそうでない場合も「和をもって尊し」が、考え方の基本でした。しかしグローバル化や情報の変化は、これまでとは違う価値観も同時に流入させました。

個人の能力がこれまで以上に評価され、その結果として格差が拡大しました。自分自身のことを重視し、他との関わり方が未熟なまま学校を卒業し、社会人として仕事をはじめる人も多くなりました。職場は十分な人員を配置できないため、異なる世代をつなぐ機能が疲弊し、孤立する人も増加傾向です。

インターネットの普及とともに、周りの人たちとコミュニケーションを交わさなくても、生活をすることが可能になりました。そのため、基本的な他者との関係構築力の育成が不十分だと思われる現象が、数多く見られるようになりました。

例えば、電車の中で周りの視線を気にすることもなく、黙々と化粧をする女性。まるで自分の家のリビングにいるように食事をする人。携帯電話で話し続ける人などなど。これまでは明らかにルール違反として暗黙のうちに自重していたことも、まったく周りの存在に無関心のようです。「他人に迷惑をかけなければいいだろう。私は私のやり方でやる」ということなのでしょうか？

仕事面では、決められたことはやるがそれ以外はしない。自分の仕事として明記されていなければ、やる必要はないという人もいます。確かに自分の仕事として決められていても十分にできない人がいるのですから、決められたことだけはするというのは、ある意味正解なのかもしれません。しかし無人島で1人きりで生活をしているわけではないのですから、どうしても周りの人との関係を無視することはできません。

ある職場での例です。

終業直後の時間帯に外線電話がかかりました。

「田中（仮称）さんは、いらっしゃいますか？」

電話を受けた同僚がその人の机を見ると、本人はいないのですが書類などを広げたままなので仕事の途中だろうと思い、

「田中は席をはずしていますが、間もなく帰ってくると思います。戻り次第、電話をさせましょうか？」と伝えました。

ところが、待てど暮らせど田中さんは戻ってきません。折り返しの電話を約束したため、同僚は気が気ではありません。結局その日、田中さんは戻ってきませんでした。翌朝、出勤してきた田中さんに事情を聞くと、

「はい、時間になったので帰りました」

「どうして机の上を片づけないで帰ったのか？」という質問に対して返ってきたのは、「そのほうが、翌日仕事をはじめるのに便利だし楽だからです」という答えでした。

職場の同僚はその答えに驚いて、何もいえなくなってしまったそうです。

誰でも仕事に対して、クセや自分のスタイルがあることは仕方がありません。しかし、このような周りに対する配慮のない個人重視の風潮が広がる中、組織自体がこれまでの対

応では成り立たなくなってきました。どれほど「個人が大切」、「自分流」と大きな声で訴えても、仕事は多くの人たちの協力がなければ完遂することはできません。チームワーク力強化が、個人主義の台頭に呼応して、より一層の必須要件になったといえます。

(3) コミュニケーション力とチームワーク力

コミュニケーションとは、相手（1人または複数）に対して自分の考えや意見を伝えたり、相手の話を受け取り、理解する一連のプロセスを示しています。また本来は、「共有する」という意味もあります。自分が伝えたいことをどれだけ伝えられるか、相手の言いたいことを十分に受け取れるかが、コミュニケーション力といえます。さまざまな先進的な手段を駆使しても、それを使いこなすのは、あくまでも「人」である以上、基本的なコミュニケーション力を無視することはできません。むしろ重要度が増しているといっても過言ではないでしょう。

高い能力も深い見識も相手に伝わらなければ、共有できる

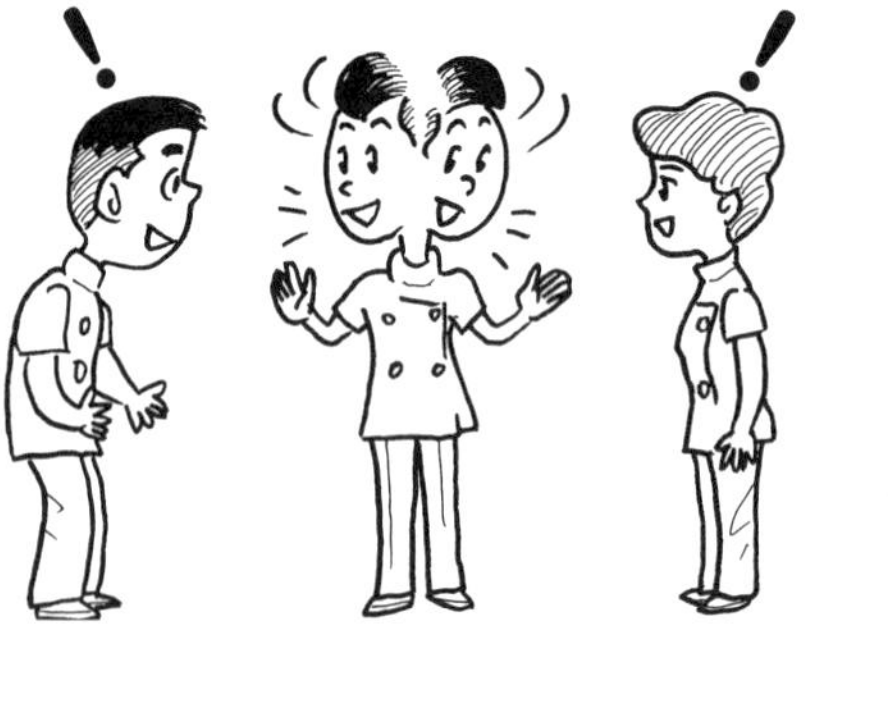

情報にはなりません。コミュニケーション力なくしては、相乗効果の高い協働的な仕事をすることは困難です。コミュニケーション力の低下は仕事の内容を劣化させます。そのため予期せぬ時間や労力が必要になることがあります。しかし完璧なコミュニケーション力を目指す必要はありません。問題意識を持って、よりよく使いこなすための努力と工夫が、改善のはじまりです。

コミュニケーションは、伝える人と伝えられる側の協働作業です。その向上を目指すのであれば、まず相手との信頼関係を構築する必要があります。「この人の話を聞いてみよう」、「分かりやすい話し方をする人だ」など、まず協力的な関係構築が必要です。信頼関係は、よいコミュニケーション関係なくして、成立させることはできません。

技術・技能としての側面だけでなく、「どうすればより分かりやすく伝わるのか」と謙虚に努力する姿勢が、相手に多くの情報を伝えます。

また仕事は1人だけでは成り立ちません。いろいろな職種や役目を担う人たちの集合体が、仕事の現場です。職場の仲間同士の意思疎通がなければ、プロフェッショナルとして十分な能力を発揮することは不可能です。お互いを理解し、尊敬しあえる職場環境を整備することが重要です。

時折、外部の人に向かって配慮はできるが、職場の部下や同僚とのコミュニケーションをおろそかにする人がいます。

「問題は患者に対する態度でしょう？　それはちゃんとやっていますから」

「職場の部下や同僚は言い換えれば、『身内』です。身内に気を遣うヒマはありませんからね」

確かに患者やその家族とよいコミュニケーション関係をつくることは重要です。しかしそれだけで十分といえるのでしょうか？　自分たちの仲間を大切にできない人が、外部の人に対してだけは心くばりのある対応ができるとは思えません。組織内の不協和音は、隠そうとしても外部に分るものです。全体としての総力が下がるとともに、ミスが発生しやすくなります。その結果、クレームが増えたり責任の所在の追求が厳しくなることがあります。

起きてしまったことに対処は必要ですが、そればかりをしていると非生産的な仕事に多くの時間を費やすことが日常になります。根本を是正しなければ、仕事量は増えるばかりで、問題の解決から遠のく一方です。発生した問題を解決し再発防止をするために、新たな制度をつくることはよいことです。しかし、仕事のための仕事が増え、職員が疲弊してしまうのはさらに問題の原因を拡大する可能性があります。制度だけでは問題は解決しません。重要なのは、それを継続運用する人材です。

個人の能力や専門知識を高めることは重要です。しかしそれは必要条件ですが、十分条件を満たしているとはいえません。職員がそれぞれの能力を効果的に発揮し、生産性を向上するためにはチームワーク力が必要です。それを不必要だという人はいないでしょう。重要性は理解していても、具体的にどのようにすればよいのかが分らないという人が多いのも事実です。コミュニケーション力もチームワーク力も具体的に何をするのか、どのように継続させるのかを考えることが重要です。

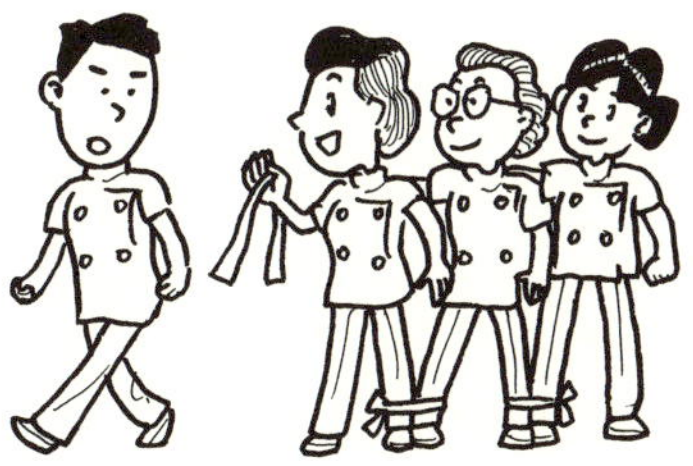

2. 患者満足度の向上と育成の関連性

(1)「医療はサービス」ととらえる時の戸惑い

研修のとき、「皆さんの仕事はサービス業ですか？　もしくはサービス業の側面を持っていると思いますか？」と質問すると、8割以上の人が手をあげます。残りの職員は、「またか」といった表情でよそを向いてしまいます。それを見ると、「きっと普段からサービス、サービスといわれているんだろうな」、「何か違和感があるんだろうな」と心の中でつぶやいてしまいます。

私は生きていること自体、そして、どのような仕事であってもサービス業の側面があると考えています。もの作りでも同じです。その製品を使う人が「便利だと思ってくれるといいな」とか、「喜んでもらえるとうれしい」と思いながらつくっています。間接的であっても「顧客満足」を意識していることに変わりはありません。ではなぜ「医療はサービス業か、サービス業の側面をもっていると思うか」と聞かれて、違和感があるのでしょうか？

私が研修講師の仕事をはじめたころ、あるクリニックの育成に3年間携わったことがあります。そのクリニックの若い（当時）医院長は、「医療はサービス」と思い、これからの医療にはスタッフの接遇に対する取り組みが重要だと考えていました。そこで私が紹介されたのです。

取り組みのスタートは、なかなかうまくいきません。院長の考えが、スタッフに伝わるまでに時間がかかりました。看護、検査、受付などの部門の連携が取れていなかったのです。勉強会の中で、誰もが普段感じていることや困っていることを、話そうとはしませんでした。半年が過ぎた頃から、やっと他部門に改善してほしいと思っている点を話しはじめました。聞いてみると、「なんだ、そんなことで困っていたのか」と思うようなことも、言い出すことができなかったようです。

やがて、患者に喜こんでもらえる対応ができれば、経営が安定する。自分たちもやりがいがあるとスタッフ全員が納得できるようになりました。一度、改善の火の手？　が上がると、あとはものすごい早さで連携のよい組織に変化していき、現在も安定経営が続いています。その取り組みから15年以上が過ぎましたが、当時と変わらず活躍しているスタッフは大勢います。今でも時々彼らと会う機会があります。それは私が「患者」の立場でクリニックを訪れるときです。

なぜ私がその仕事を担当することになったのでしょうか？　取り組みがはじまったばかりで、どのようにすればいいのかと悩んでいるとき、その仕事を紹介してくれた人に質問したことがあります。

「どうして、私が担当することになったのですか？」

「他の先生方に断られたんですよ」

「断られたって？」

「病院の研修は難しいし面倒だからといわれて」

「難しい？面倒？」

「疋田さんはインタビュアーとしての経験があるから、問題点がどこにあるのかを聞くのは得意だと思ったんですよ」

「なるほど」と納得のいくことが頭の中で、数多く出てきました。講師といっても経験豊富といえない私が担当することになった理由の１つが、インタビュアーとしての実績だったというわけです。

(2)「サービス」ということばの由来

私の先輩で航空会社に勤務した経歴のある人が、病院の接遇研修に行ったときの話です。

「廊下は静かに歩きましょう」と笑顔でいうと、

「静かに歩いてばかりではいられないんです！　患者の様態が悪くなったとき、どうして走ってはいけないんですか？」と質問があったそうです。

今では考えられないことですが、15年以上前には実際にあった話です。航空機という狭い空間の中で、限られた乗客に対する接遇と病院とを比較して、自分たちの職場には不似合いだと思われたのでしょう。

サービスや接遇ということばは、何か特別なことのように受け取られたのが原因ではないでしょうか？　その一因として、サービスということばが日本に初めて入ってきたのは流通業からだったということが考えられます。例えば、

「この100円のジュースを70円にサービスをしてもらえませんか？」

この例の「サービス」は値段を下げるという意味で使われています。次の例は、

「このジュースは100円で買うから、もう1本サービスしてもらえますか？」

この場合の「サービス」は、無料と同じ意味です。

このようにサービスということばが、「値段を安くする」、「無料にする」、「おまけをつける」という使い方からはじまったのです。先ほどの例文がこれに該当します。

スーパーマーケットで夕方になると、「タイムサービス」と呼ばれる時間があります。これは閉店時間が迫ってくるため、翌日の販売に持ち越せない商品の値引きをして、売り切るために行われる安売りのことです。この点から考えると、「果たして医療の職場に、サービスということばが似合うのか？」という疑問も分かるような気がします。

しかし「サービス」ということばを英和辞書で調べると、「奉仕する、貢献する」という和訳が出てきます。この訳であれば医療の職場でも、納得ができるのではないでしょうか？サービスということばは、「患者さんが健康を回復するために奉仕する」、「地域住民の健康に貢献する」という意味になります。

(3) 目指すサービスは何か

皆さんはサービスのよい職業というと、どのような仕事が頭に浮かびますか？　ホテル、デパート、遊園地、ガソリンスタンド、居酒屋、航空会社などなどいろいろな職業が浮かびます。そのような仕事に共通していることはどのような点でしょうか？

サービスがよいと感じる職業の共通点のひとつは、「お客様にもう一度、選んでほしい」、「次の機会も来てほしい」ということです。多くの企業が目指す「顧客のリピーター化」です。一度利用してみたらよかったので、次回も別なところに変えずに利用しようと、お客様に選ばれることを望んでいます。数ある競合他社の中から、お客様に満足をしていただいて、もう一度選ばれることは容易なことではありません。そのために日々、たゆまぬ努力を続けます。

またデパートなどでは、お客様の全員が、何かを買おうという目的を持って来店するとは限りません。誰かと待ち合わせをしている時間まで、ブラブラしているだけかもしれませんし、家族の買い物が終わるのを待っているのかもしれません。はじめは購買意欲を持たないお客様にも、買ってほしいと思っています。

「買うつもりじゃなかったのに買ってしまった」、「今日は見るだけにしようと思ったのに、ついついほしくなった」という経験はありませんか？　このような職業のサービスの特徴は、少しでも長い時間店内に滞在してほしい、と思いながらサービスを提供している点です。目的の買い物をすませて、すぐに帰ってしまうと余分なものを買ってもらうチャンスがなくなるからです。

また、「ターゲットの絞り込み」もサービス業にとって重要なポイントです。自分たちの会社や店を利用してくれるのは、男性なのか女性なのか。年齢は何歳くらいなのかなど、主となる人たちを想定します。ターゲットを絞り込むことにより、雰囲気づくりや音楽、スタッフの接客などを決めます。しかし医療機関は、一般の企業に比べると「ターゲットの絞り込み」が難しい職場です。

このような点から見ても、一般のサービス業と同じサービスが必要だとは、言い切れないと思います。

高度なサービスを提供する職業の共通点

○お客様に、もう一度選ばれたい
○できるだけ長時間滞在して、余分な買い物もしてほしい
○ターゲットを絞り込んで、より一層喜ばれるサービスを提供したい

(4) 期待されるサービスとは

「サービス業」ということばに対する抵抗感の原因は、(2)で述べたように、日本で「サービス」ということばが、最初に使われるようになった業種が流通業であること。そのため「値段を下げる、タダにする、おまけをつける」という意味で私たちの生活に浸透したことがあげられます。そのため医療機関の仕事を混乱させているのかもしれません。サービスということばを、「奉仕、貢献」と理解し、一般のサービス業とは、目指すサービスの内容が異なることを理解しましょう。

体調が悪かったりケガをした人が、その回復を目的にやってくるのが医療機関です。その目的を早く達成できるようにすることがサービスの基本です。また不安感を抱えた人たちの気持ちに配慮することも重要です。その場合、持って回ったような過度のサービスは必要ありません。つまり「当たり前のことを常に当たり前にできること」が、必要なサービスの原点なのです。

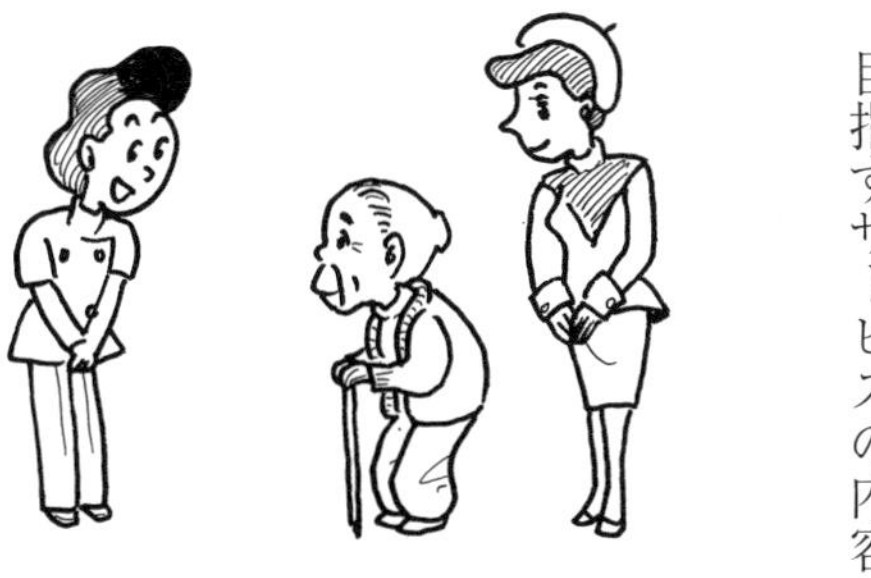

(5)　目指すサービスの点数

皆さんの職場のサービスを点数で表すとすると何点くらいでしょうか？

左のサービス得点表に印をつけて下さい。また何点くらいを目指したいと思いますか？目指す点数にも印をつけて下さい。これは各自が主観で感じる点数ですから、厳しい人もいれば甘い人もいます。また直接患者やその家族と接する職場と、そうではない部門では大きな差があります。ひとまず目安として記入してみましょう。

先ほど考えた、「サービスがよいと思われる職業」が80点から上のあたりに位置しています。「えっ！そんなサービスのよい仕事と比較するんですか？ウチの病院は、となりの病院に比べると、ずいぶんサービスがいいんですよ」という人がいるかもしれません。確かに努力をしていることは認めます。しかしサービスを受ける人（患者）は、普段の生活で体験するさまざまなサービス全体の中で、とらえることを忘れないで下さい。また健康なときよりも不安や心配で感覚が敏

サービス得点表

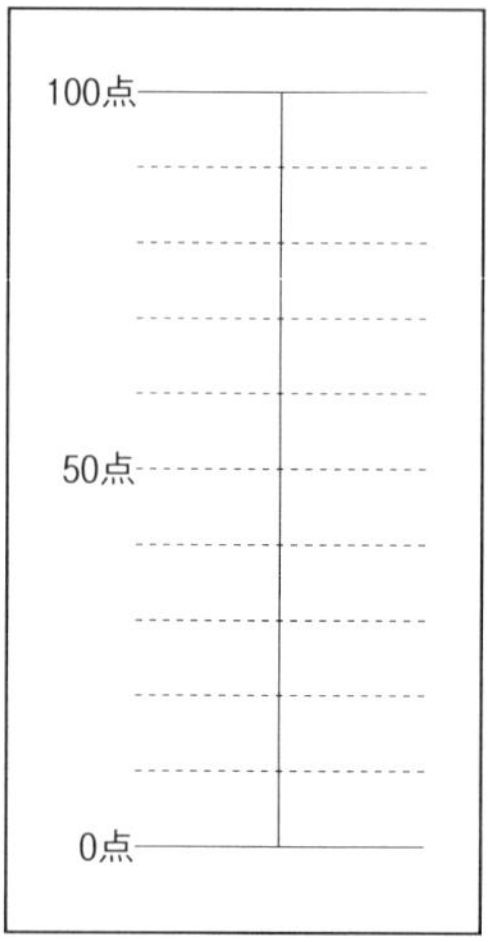

サービス理解チェックシート

1,	「サービス」の意味を理解している	
2,	職場の目指す「サービス」を知っている	
3,	職場の目指す「サービス」を全員が共有している	
4,	医療のよい「サービス」がイメージできる	
5,	自分たちの職場のサービスをすぐに採点できる	
6,	採点した根拠が言える	
7,	自分の組織の目指すサービスのイメージがある	
8,	目指すサービスを具体化する手法が分かる	
9,	職場に取り入れたいサービスがある	
10,	人に喜んでもらうのが好きだ	

○７個以上…………「サービス」を楽しんで提供できるサービス上級者です！
○４～６個以上……「サービス」を理解しているサービス中級者です。
○３個以下…………これから「サービス」に取り組むサービス初級者です。

感になっていること、マイナス思考になる可能性があることも見逃せません。

たとえ80点を取れる人が八人いても、20点の人が2人いれば、外部の評価はどちらになるでしょうか？　たとえ「たった2人」でもそれが全体の評価になるのです。患者や家族から見れば、直接医療行為に携わる人以外も評価の対象になるのです。職場の全員が「患者さんに元気になってもらいたい」、「喜ぶ笑顔がみたい」と考えていなければ、意義あるサービスを提供することは不可能です。

患者満足度を高めることが、「ぜひまた、この病院で治療したい」と選ばれる基本になるのです。患者に選ばれることが経営の安定につながります。経営の安定は、設備・人材に投資するための資源を確実に確保するために重要であることを忘れないようにしましょう。

3.「人材」と「組織」

(1) 医療機関で働く人

ピーター・F・ドラッカーは「マネジメントの父」とも呼ばれる、経営学の第一人者であり社会思想家です。その有名なことばの中に「組織とは『金の結合体』であるとともに『人の結合体』である」ということばがあります。

どのような組織でも「予算」や「売り上げ」などの面から考えることは分りやすいのですが、「人材」という面から見るのは定義が難しいのかもしれません。しかし組織は、そこで働く人材により構成されているのです。

医療機関を組織と考える場合、顧客とは医療機関を利用する人です。その人たちは健康に不具合を感じたりけがをしたりと、何かしら通常の生活に不自由さを感じています。そのような顧客は、「患者」と呼ばれます。医療機関の経営は、患者が支えているといっても過言ではありません。患者満足を向上することが、必要不可欠であることに異議のある人

患者満足を支える職種マップ

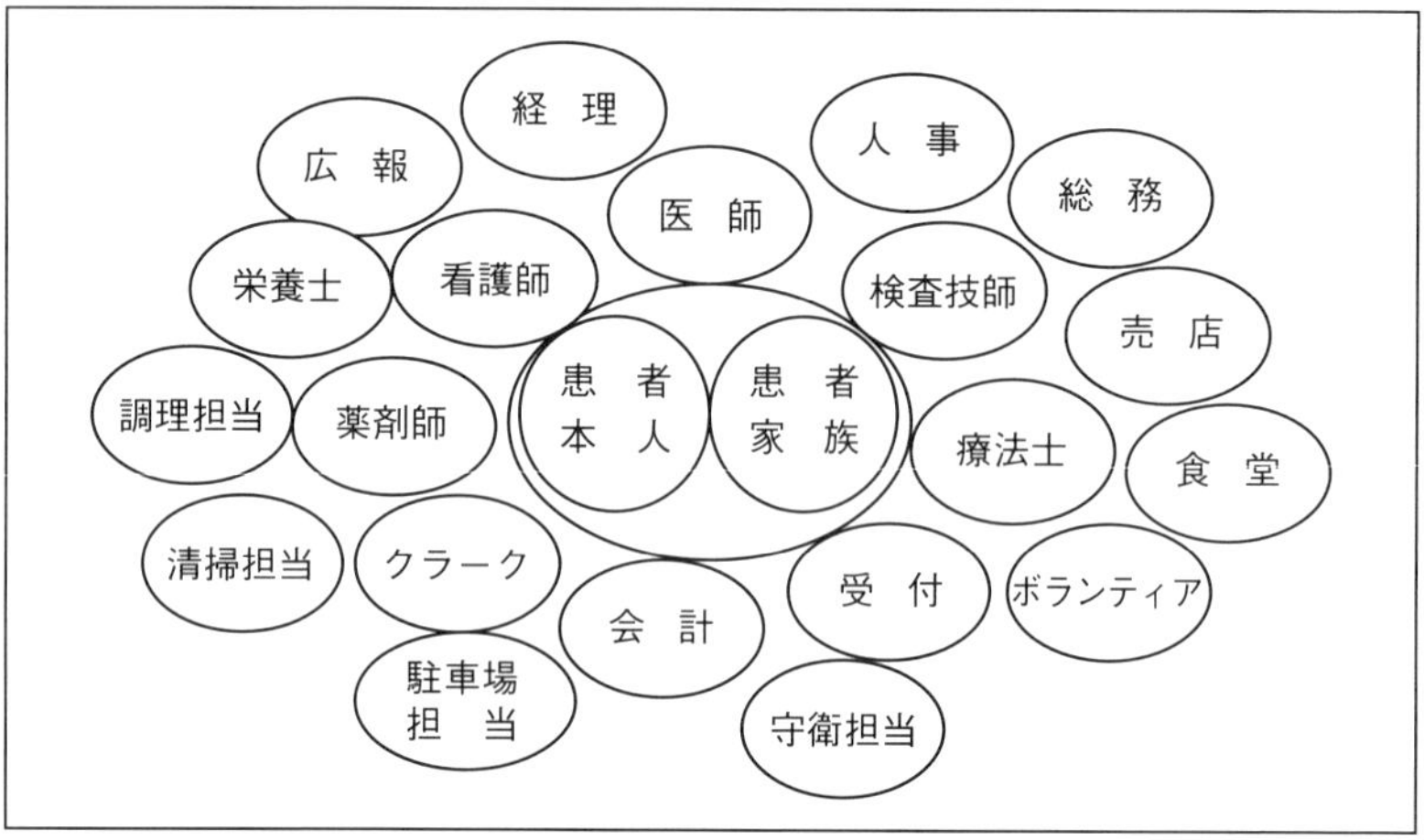

はいないでしょう。

では患者満足を支えるのは誰でしょうか？　もちろん、患者のかかえる問題を直接解決する医療現場で活躍する人が中心といえます。病院としての多くの評価を決めるのは、医療現場で働く人たちです。しかし組織の中で仕事をするのは、直接、医療に関わる人だけではありません。

医療を人事の面から支える人、予算や経費などの側面で仕事をする人など、さまざまな仕事があります。組織の全員が患者満足度を上げるために何ができるかを考えなければ、組織の存続は厳しい状態になります。

時折、できるだけ手を抜いて、責任を回避しながら仕事をようとする人がいます。現代社会において組織が存続するためには、ぶら下がっている状態の人をそのままにしておくほどの余裕はありません。自分の仕事が誰につながっているのか、目的は何なのか、いつまでにするのかなどを明確にし、遂行できる人材が必要です。

(2) 育てなければ育たない

「人材」も「組織」も意識的に育成をしなければ、個々の能力を高めたり生産性を向上させることができません。継続的な育成に取り組むことが必要です。

取り組む場合、気をつけなければいけないことは、目的を明確にすることです。何のために取り組むのか、取り組んだ結果どのような効果があるのか、いつまでにするのか、など、分りやすい具体的なことばで決めることが重要です。どんなに立派な内容でも抽象的すぎると、人の数だけ解釈があり、気付かないうちに本来決めた内容とはまったく違う方向に進んでしまう場合があります。普段から分りやすい具体的な表現方法を練習をすることが役立ちます。

職員数がどれくらいであれば、全員の顔と名前を覚えられると思いますか？　皆さんの職場はいかがですか？　大きな組織になると、名札を見なければ名前が分らない人、顔は知っているが話をしたことがない人の数が多くなります。知らない人、話をしたことがない人とは、いきなり困難な問題を話し合うことができないといわれています。話し合うことができても結論を出すまでに時間がかかったり、よりよい手法が見つからなかったりと、十分な結果が出ない場合があります。

自分の仕事が誰のところに、どのようにつながっているのかを意識しながら進めることも必要です。「自分の仕事は終わった」、「後のことは分からない」では困ります。問題が発生したときは誰に報告するのか、困ったときの相談相手はいるのかなど、組織内の人の連携は重要です。

もともと能力の高い人材でも、育成しなければ生産性の低い人材になってしまいます。採用時にすでに持っていた知識や技能も、時間の経過とともに現場における適応性が低くなります。

「前回はこのやり方でうまくいったのに」

「これまでこのやり方をしてきたのだから、これからも同じやり方をする」

過去の経験や実績に固執していては、問題解決ができないときがあります。時代が変化するのと同時に解決法も進化しているのです。

組織を構成する人材は常に新たな情報に触れ、時代に適応した能力を維持することが必要です。そのためには、「人材」も「組織」も常に育成することが重要です。

職員数の多い組織では、仕事に対して批判的な見方をしたり否定的な意見ばかりをいう人がいます。いろいろな意見が自由に発言できることは大切ですが、どのような提案があっても「反対」だけをいうようでは問題解決のための意見とはいえません。反対の場合は、どのような代替案が考えられるのかを示す必要があります。組織で必要とされる人材は実行者です。評論家ではありません。具体案を提案し自ら実行する人が、これからの組織で求められる人材の姿といえるでしょう。

①組織は、さまざまな仕事の連携である
②患者満足度の向上に貢献するのは、すべての職員である
③能力は採用時のままにしておくと陳腐化する
④反対意見には、代替案が必要である
⑤組織に評論家は不用、必要なのは実行者である

(3)「人材」と「組織」の育成は車の両輪

人材を育成することと、組織を育成するのとでは、どちらを先にするほうが有効なのかという質問を受けることがあります。答えは「同時進行が有効」です。変化の激しい時代では、どちらかを先行させようと考えている間に、対応が遅れてしまう可能性があるからです。

人材育成ということばに対して組織育成は、聞き慣れないと感じる人もいるでしょう。しかし、全体の生産性を向上させるためには、人材の育成と共に組織をいかに育成するかを考えることは必要不可欠です。人間関係が大きく変化した現代では、自然発生的に組織の能力が向上することは考えられません。目的を持ち、計画を立てて育成をすることが重要です。

育成をするために、高価な器械や設備を投入する必要はありません。まず自分たちの組織がすでに持っている資源を活用することを考えましょう。組織の中にある資源は何かをもう一度、洗い出す必要があります。これまでは考えていなかったものでも、実は価値ある資源として活用できる可能性があるのです。

組織はできるだけ単純化するほうが、効率がよくなると考えられます。どのように精密な制度も仕事を複雑にするようでは、よい制度とはいえません。制度を維持するための新たな仕事が発生する可能性があるからです。職員の生産性を向上するための制度が、単に仕事を増やすようでは、その機能を果たしていないことになります。時には勇気をもって仕事を単純化することも必要です。

モチベーションを維持するためには、「やりがいのある職場づくり」の構築を欠かすことができません。よい行動に対しては、すぐにことばで評価することが効果的です。「ありがとう」、「助かるよ」、「おつかれさま」など、部下や同僚に対して積極的に声に出して感謝や評価を伝えましょう。「ことばだけで人は喜ぶのか」と思われるかもしれませんが、声かけは大きな効果につながります。医療機関で「仕事をしていてよかったと思うのは、どのような時ですか？」と質問すると、「患者が元気になって『ありがとう』といってくれたときです」と、多くの人が答えます。これはどのような仕事でも共通しています。顧客の感謝のことばが、モチベーションややりがいを育てるのです。

患者の「ありがとう」を増やす取り組みは、人材と組織の両輪を育成します。感謝のことばが行き交う職場は、活気にあふれ高い生産性を維持することが可能になります。

(4) 「地域の優良企業」を目指す

活力のある組織を育成するためには、採用が大きな役割を果たします。都会で働く人の中には、できれば地元に戻って仕事をしたいと考えている人が少なくありません。あるクリニックに就職した若い事務長から話を聞きました。

「国立大学を卒業して、そのまま大学のある都市で就職をしました。しかし長男ですから、できれば地元に戻りたいと思っていました。新卒で就職した会社は転勤があり、なかなか地元に帰れそうもありませんでした。両親もだんだん年をとるので、真剣に転職を考えていました。ちょうどこのクリニックが採用募集をしているのを知り、地元に戻るチャンスだと思い転職を決心したんです。同じように考えている人は、大勢いると思いますよ」

彼は現在、職員数約30人のクリニックで元気に活躍しています。前職で培った知識や手法を活用しながら、患者満足度を高めるために積極的な取り組みをしています。この例からもよい人材を採用するチャンスは、アイデア次第で数多くあると考えられます。

地方だからとか、医療職ではない人だからと採用に消極的になる必要はありません。仕事を求める人材から、「ぜひ、この職場の一員になりたい」、「働きがいのある雰囲気だ」と評価をされるような魅力ある組織を印象づけることが大切です。そのためには、医療機関であっても「地域の優良企業」を目指すことが重要です。

優良企業とは何をもって定義するのかは、難しい問題です。経営が安定していること、将来性があること、売り上げがよいこと、利益と負債のバランスが取れていること、などがあげられます。しかし働きやすい職場であることも重要な要素です。多くの職員が働きがいを実感できる職場を構築することは、よい人材を獲得するためにも必要です。

働くことの目的は、生活をするために必要な収入を得ることですが、それだけでは、働きがいのある職場とはいえません。誰かの役に立つという実感が必要です。医療機関の場合、それは患者満足度を意味します。患者満足度を考える場合、患者本人の他に患者の家族など周り

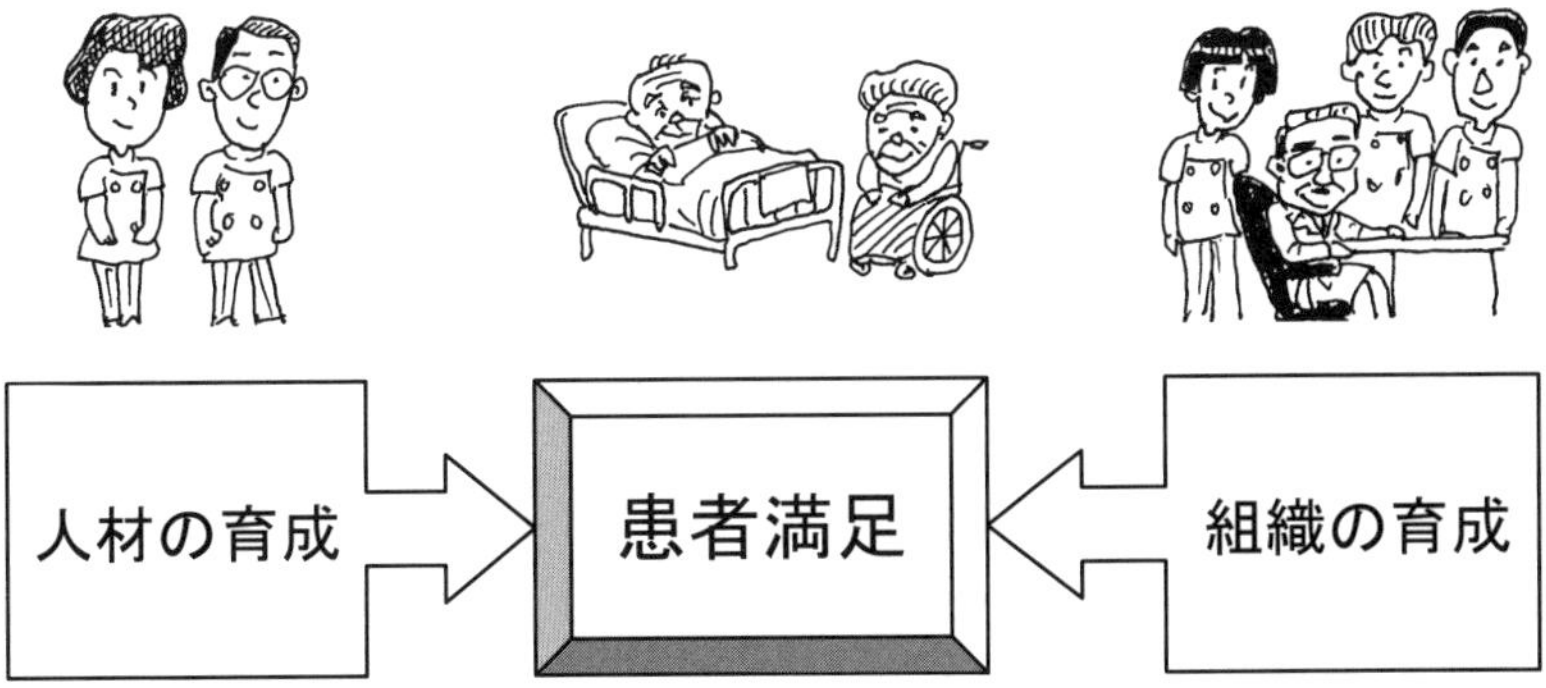

の満足も見逃すことができません。確実な患者満足の向上を目指すために、「人材」と「組織」の継続的な育成が不可欠です。

第2章

医療人材の育成

疋田　幸子
法政大学大学院職業能力開発研究所

1. コミュニケーションの基本

(1) 知識と技術力だけでは、患者満足は生まれない

医療に携わる人たちは、勉強熱心だと思います。常に新しい情報に触れ、技術習得に取り組む姿には頭が下がります。きっと他の仕事であれば、これだけ勉強していれば「たいしたものだ」と言われるでしょう。ではなぜ、熱心に勉強しても多くのクレームに出会うのでしょうか?

専門性の高い仕事や技術者の中には、「知識が一番」、「技術力が高いことが何よりも重要」と考えている人が大勢います。プロフェッショナルの基本としては納得できるのですが、それだけでは十分とはいえません。

サービスを受ける側（医療の場合は患者）から見れば、医療現場で働く人たちは、「専門知識があるのは当たり前」、「技術力があるのも大前提」なのです。そのうえでさらに納得できる医療サービスを求めているのです。

どれほど先進的な知識を持っていても、その内容を分りやすく説明できなければ、意味がありません。どうすれば少しでも理解してもらえるのか、常に考えながらコミュニケーションをとることが必要です。

「どうせ話しても理解できないだろう。素人なんだから専門的な話をしても無駄だ」そこまで極端ではないかもしれませんが、忙しくなるとそれを理由に、いろいろなことが面倒になる場合があります。しかし、そこで諦めないことが重要です。「なぜ理解できないのか」と相手の責任にせず、「どのように話せば分りやすいのか」と自分の課題として考えることがポイントです。

病院の入り口を入った時点から、かかわる人はすべてが「病院の人」なのだということを忘れてはいけません。「患者満足向上委員会」、「接遇委員会」など熱心な取り組みをする病院や医療機関があります。参加者は、一生懸命に現状打開に取り組んでいるのですが、それ以外の人はまったく関心がないというケースもあります。

「検査はしっかりやっている」、「私は薬を渡すことに間違いがないようにしている」、「会計の仕事をまじめにしているから問題ない」などからはじまり、「売店だから」、「掃除の担当だから」と取り組めない理由が「だから」、「だから」のオンパレードになっていることがあります。

自分の仕事は、直接患者さんの病状とは関係ないのだからと考える人がいるとすれば、それは大きな問題です。全員が自分の仕事を確実に実行することは必要条件ですが、それだけでは、プロフェッショナルとしての十分条件とはいえません。プロフェッショナルとは。「自分の仕事に誇りを持ち、最後まで責任ある態度で遂行する人」です。職種に関わらず、給料（報酬）をもらった瞬間から、だれもがプロフェッショナルとしての仕事を要求されているのです。

組織の中で、さまざまな人たちが、いろいろな部署の人たちと連携していることを再認識することが重要です。全員が組織の構成員としての責任を担っていることを忘れないようにしましょう。

(2) コミュニケーション力の必要性

「コミュニケーション」ということばを辞書で調べると、「お互いの意思・思考・感情を伝達し合うこと」とあります。2人以上の人がいれば、コミュニケーション力を駆使しなければ、自分の考えていることや思いを伝えることができません。仕事に限らず、家族や友人など自分にかかわる人たちすべての間で、コミュニケーション能力が必要です。

研修の時に質問をすると、参加者の多くが「コミュニケーションは難しい」と答えます。理由を聞くと、次のような点をあげます。

○相手が自分と同じ価値観ではない場合が多い
○自分がいいたいことと違う意味に解釈される時がある
○どのようなことば・表現を使えばよいのか分らない

そこで反対に「同じ価値観を持つ人はいるのでしょうか？」と質問をします。すると全員が、困ったように笑いながら首を振ります。つまり誰もが同じ価値観を持つことは不可能だと知っているのに、コミュニケーションが上手くいかない理由としてそれをあげるのです。

同じ価値観を持つ人はきわめて少なく、そのためにコミュニケーションは簡単には成り立ちません。また世代や立場によって、理解の仕方も違うのです。

この問題を解決するためには、いろいろな工夫が必要です。工夫といっても決して難しいことではありません。具体的な内容を説明すると、「なんだそんなことか」、「そんな簡単なことが工夫といえるのか」と感じる人も多いでしょう。誰もがよく知っている、しかし知っているだけで実践できないことを確実に実行すれば、コミュニケーション力は今よりも大きく進化するキッカケをつかむことができます。

具体的な工夫の方法を知り、練習によりそれを身につけることができます。コミュニケーション力は、進化させることが可能であると認識しましょう。

(3) 医療機関のコミュニケーションの特性

私自身がどのような時に医療機関を利用するのかを考えると、「患者」という特別な立場になっていることを改めて感じます。日常の中で、何かしら体に変調を感じたり不便な状態になったとき、でかけるところが医療機関の特徴です。

用がなければ出かけることはなく、出かけるときは体の不調があるときです。つまり楽しい気分や嬉しい気持ちで出かけるというより、不安や心配で気持ちは暗くなっていたり、傷つきやすくなっていることが考えられます。そのような気持ちの人たちと接する以上、医療機関で働くすべての人は、常にそのことを職場のコミュニケーションの基本として理解をする必要があります。

普段であれば、何気なく聞き流せることばや態度に、強い不快感や不信感を覚えるときがあります。それは医療機関に来なければならない理由が、原因となっていることを忘れてはいけません。忙しい仕事の中で、「ていねいな説明をしたい、優しく接したいと思ってもできない」という意見も聞こえてきます。しかし「忙しい」のは、仕事の種類にかかわらず同じといっても過言ではありません。接する相手が感情を持った「人」である以上、どのようなコミュニケーション力を要求されているのかを理解することからスタートすることが重要です。

看護師が診察中の医師に向かって、耳元に小声で話す動作をしました。それを見た患者は、「自分の病状について話しているのだろうか？」と不安になったという話を聞いたことがあります。くだんの看護師に何を話したのか質問をすると、

「患者のことではありません。昼食の弁当について、先生に訊いただけですよ」

と、答えました。

皆さんはこの話を聞いてどのように思われますか？　確かに大袈裟な問題ではないのかもしれません、しかし「患者」という特別な立場に立ったとき、人は普段では気にならないようなことも気にかかり不安になるのです。

医療機関を利用する時と日常生活の違い

	医療機関を受診する時	通常生活の時
1.体調	・不調	・平常
2.感情・気分	・健康に関する強い不安・心配 ・相手の態度に敏感になる ・通常の判断ができない時がある	・強い不安や心配は感じない ・感情を害する場合は相手に伝える ・通常の判断ができる
3.顧客としての態度	・対等な立場とは思えない ・積極的に質問できない場合もある ・自分の要求を伝えられない	・顧客として優位な立場 ・分らない点は質問する ・自分の要求を積極的に伝える
4.期待するサービス	・高いサービスを期待しない ・当り前の接遇を期待する ・優しく接してほしい	・価格に相当するサービスは当り前 ・よりよい接遇を期待する ・気に入ったサービスを選びたい
5.期待する効果·品質	・納得できる治療・高い効果 ・分りやすい説明 ・人の尊厳を重視する品質	・価格に相当する効果・品質 ・他と比較して選択をする ・顧客の期待を裏切らない品質
6.必要となる能力	・高度な専門知識・技術力 ・信頼関係の構築力 ・コミュニケーション力	・価格と同等な知識・技術力 ・友好な関係 ・コミュニケーション力

前の表は、同じ人が通常生活を送るときと、医療機関を受診するときの感情や考え方の基本として参考にしましょう。

(4)　相手の立場を理解するヒント

「患者」とは「患っている状態」の人を示しています。当り前に聞こえますが、医療機関で仕事をする人は、常にそのことを意識することが重要です。「患者」と呼ばれる状態になった人がどのように感じるのかを相手の立場に立って考えられることが、医療機関で求められる人材に必要な要素の一つです。

どうすれば患者の気持ちが分かる人材になれるのでしょうか？　誰でも自分以外の立場を、簡単に理解することはできません。しかし自分の体験を活かすことは、患者を理解するために誰もが取り組める第1歩です。自分が患者の立場になった時の経験を活かすことが大切です。

具体的な方法を見つけるために、まず自分が病気になった時のことを思い出してみましょう。どのように接してもらえると信頼感を持つのか、反対にどのような態度に対して不信感を持つのかを見つけることからはじまります。

これは医療機関に限ったことではなく、どのような業種でも顧客の立場を考えるためには、まず自分自身が普通の消費者としての立場の時、どのように感じるのかを丹念に検討します。さまざまな視点で物事を見る訓練は、いろいろな場面で役立ちます。

例えば、患者として、

①どのようにして医療機関を選んでいるのか
②誰に選択のアドバイスをもらうのか
③病院にいく前にホームページなどを見て、事前情報を得ているか
④病院にいくと、まず何に目がとまるか
⑤病院のスタッフのどのようなことばや動きが気になるのか
⑥待っている間、何を見ているのか
⑦診察の時、何が気になるのか（医師・看護師の態度　説明の仕方や内容など）
⑧検査の時、どのようなことにストレスを感じるのか
⑨病院の中を移動するとき、分かりやすいか
⑩会計はスムーズか

などなど、自分の中にチェック項目を持っていると、それを活用し、いろいろな情報を得ることができます。

患者の気持ちをもっとも理解できるのは、自分がその立場になった時です。そのチャンスを活用して情報を収集し、日頃の仕事に取り入れる工夫が必要です。

(5)「患者」である前に「人」であるということ

人と人が接する職場では、どのような職種であってもコミュニケーション力の向上は、大きな課題の１つです。それぞれの立場によって相手に対する対応は変化しますが、まず基本は「人」であることを忘れないことが重要です。

常に１００％理解して行動することができなくても、少しでも分かり合おうとする努力が必要です。難しい理論や抽象的なスローガンだけでは、日常の仕事に取り入れることができません。より具体的で実践的な手法に落とし込むことが必要です。

悩んだり困った時は、何度でも原点に戻りましょう。もつれた思考や疑問を解きほぐすためには、スタート地点に立ち返ることが一番の解決策です。問題を分りやすくするために、次のような質問を自分自身に投げかけてみましょう。

○誰のために仕事をするのか
○どのような状態に成長することが必要なのか
○昨日の経験が今日は活かされているか
○仕事をはじめた時の気持ちを思い出せるか
○プロフェショナル（報酬をもらう人）としての仕事を達成できているのか

このような問いを自分の中で、繰り返すことにより問題解決の入り口を見つけやすくなります。

先進的な医療知識の習得や技術力を高めていくことは必要なことですが、それだけでは十分とはいえません。「人」であり、特に「患者」と呼ばれる人を基本においたコミュニケーション力が重要です。

それは直接、患者と接する人だけでなく、職場で働く全員が共通の認識とすることが必要です。それぞれが自分の仕事に何を要求されているかを真剣に考え、一般の企業では「顧客」と呼ばれる人たち（医療機関の場合は、「患者」「患者の家族」など）の満足度を上げるための努力と工夫が大切です。

医療機関のコミュニケーション基本チェックシート

1,	組織の一員であることを常に自覚している	
2,	医療機関のコミュニケーションに特性があることを理解している	
3,	所属する組織の顧客が誰であるか分かる	
4,	顧客がいなければ給与につながらないことを知っている	
5,	顧客満足のために必要な取り組みを自分自身でしている	
6,	顧客満足のために必要な取り組みを組織全体でしている	
7,	自分が患者になった時、積極的に情報収集をしている	
8,	他の医療機関と自分の職場の違いに気づきやすい	
9,	患者として良い経験をした時は、自分の職場で活用する	
10,	患者満足とコミュニケーション力は、大きな関係があると思う	

○７個以上………組織人としての基本を理解している人です。
○４～６個………自分の職場の特性に関心を持ちましょう。
○３個以下………組織人としての基礎を見直すことが必要です。

「誰かがやってくれるだろう」、「私は医療職ではないので関係ない」では、職場のコミュニケーション力を向上させることはできません。全員が、患者の満足度を上げるために、自分の仕事はどのような改善が必要なのかを考え、実行することが重要です。

1人ではできないことも、職場の仲間が協力することにより大きな成果が可能になります。自分たちの顧客、自分たちの職場にお金を払ってくれる人は誰なのかを考え、期待される医療サービスを提供することが、満足度向上の第一歩です。

2. 医療に求められる「接遇」とは

(1) なぜ接遇やマナーが必要なのか

皆さんは「接遇」、「マナー」ということばを聞くとどのような印象を持ちますか？

私は「接遇やマナーの研修を実施したい」と聞くと、「今さら、新入職員でもあるまいし」と思っていました。ところが職場では、かなり深刻な問題になっていることが分かりました。研修が必要なのは、決して社会人になったばかりの新人だけではなく、「ベテラン」と呼ばれる人の中にも数多く存在しているようです。

「ベテラン」とは、職場でキャリアを積み重ねた人たちに対して、敬意を表わすことばだと思っていました。しかしマナーや接遇を語るとき使われる「ベテラン」は、必ずしもそのように聞こえません。どちらかというと、反対の意味を指している場合が多いようです。

(2) 実際に出会った話

先日、ある特別養護老人ホームであった出来事です。私の母は、その施設で生活をしています。スタッフの皆さんが優しく接して下さるので、いつも感謝をしていました。ケアプランの相談で担当者と話し合うときも、非常に気を遣われているのがわかります。そこで、

「いつも母がお世話になり、ありがとうございます。皆さんの仕事が大変なことはよく理解しています。本来なら家族がしなければいけないことを代わりにしてもらって、本当に感謝しています」と、話しかけました。

すると担当者は、ほっとしたような顔をして話しはじめました。私は、母の若い頃の様子を話し、自分が子供の頃のエピソードも披露して、母と接する時の情報にしてもらいたいと考えたのです。妹も同行していたのですが、話しが進むにつれてなごやかになり、笑い声が聞こえるほど打ち解けた話ができました。

先日、母がその施設で生活をしている証明が必要になりました。そこで妹が火曜日に電話をし、次の日曜日に見舞いに行くので、その日に受け取りたいとお願いをしました。当

日、私も一緒に出かけました。

受付に行くと日曜日のためか、職員は2人だけでした。主旨を話したところ、

「あぁ、あの証明書ね、まだ出来ていないんですよ」

「今日受け取りたいとお願いしたはずですけど」

「そうですねぇ、数字を間違ったので、今日は渡せないんですよ。施設長もいないし」

「電話でお願いしたように、今日いただかないと間に合わないんです」

「そういわれてもねぇ、困ったわぁ」

妹と私は困り果てました。これ以上事情を話しても、どうにもならないようです。妹と何とか解決策はないかと相談し、

「それでは、数字の間違った証明書のコピーをもらえますか？　先方に事情を話しておきますから、明日書類が出来上がり次第、直接郵送してもらえますか？」

「はい、いいですよ。それでは切手代80円をいただきます」

そこまでのやりとりを聞いていた私は、我慢ができなくなりました。

「ちょっと待って下さい。切手代はお支払いしますが、何かおかしくないですか？　火曜日に電話をして今日受け取りたいとお願いしたのは、時間の制限があるからなんです。そ

れなのにそちらのミスで、間に合わなくなったんですよ」

「そりゃそりゃ、失礼しました。だったら切手代はいらないですよ」

近くでそのやりとりを見ていた若い職員は、ただオロオロするばかりでした。受付に切手代の80円を置くと、妹と私は奥にあるエレベーターに向かって小走りで歩きました。こみ上げてくる、いいようのない感情を押さえるのに一苦労をしました。

研修のとき、いろいろな事例を取り上げていますが、その中でも想定できる最悪のケースに自分自身が遭遇したのでした。

一体、何が私たちを怒らせたのでしょう。

○証明書依頼の経緯を理解していない
○日程厳守ができないことに責任を感じていない
○問題解決の意思がない
○代替案を考えない

何よりも困っている私たちを前にして、謝罪のことばは一度もなかったのです。「私の責任じゃない」、「何もそんなに怒らなくてもいいじゃない」、「切手代をもらうのは規則ですから」ということばが聞こえてくるような態度でした。そのうえ「こんな日に出勤した私は運が悪い」と思っているようにさえ感じました。

基本的な対応の仕方を間違えることは非常に危険であり、問題を大きくする可能性があります。このケースの場合、誰が証明書の依頼を受けたのか、誰が作成するのか、どのように渡すのかも決まっていないようでした。仕事の進め方について十分な整備がされておらず、接遇の徹底も不十分な印象を受けました。

医療機関の多くで大勢の人たちが、同じような体験をしているのではないでしょうか？組織で働く全員が、同じレベルの問題意識と基本対応を理解することが重要です。

(3) 問題点の明確化

実際にあった例を見ながら医療機関で考えられる、よい意味ではない「ベテラン」の問題をまとめると、次のような点があげられます。

○自分の判断で患者と接する
↓「自分らしい接遇をしている」と考えているケース

○経験があるから自分はよく分かっている
↓良い経験もあるが、そうでない場合も経験になっているケース
○今さら「接遇」といわれても、今のままで問題はない
↓組織の改善を阻止するケース

先ほどの例は、接遇に関して比較的問題の発生が少ないと考えられる「ベテラン」を取り上げました。しかしベテランだけが問題を起こすわけではないことは、皆さんもご承知のとおりです。

研修の中で、「クレームを発生させやすい人は、男性だと思いますか？　それとも女性でしょうか？　また年齢は何歳ぐらいが多いと思いますか？」という質問をしました。参加者の答えは、いつもバラバラです。つまり、性別を問わずあらゆる年齢で、問題のある対応をする人は存在する可能性があるということです。

組織で働く場合に常に考えなければいけないことは、全体の利益につながっているかどうかということです。どんなに患者のことを思って対応したことも、全体のルールと大きく違う場合、それは職場で必要な接遇やマナーを無視していることになります。

職場全員が同じレベルの接遇やマナーを徹底しなければ、よい評価を得ることはできません。直接、患者と接する人はもちろんですが、間接部門を担う職員にも同じことがいえます。

「接遇」、「マナー」の徹底は、コミュニケーションを活性化するための基本としてとらえましょう。

(4) 「接遇」、「マナー」が必要な職種

「接遇」、「マナー」ということばから、高度な接遇やマナーを想像し、一部の限定されたサービス業のための技術だと錯覚をしてしまう人がいますが、実はそうではないのです。他の人と関わりながらする仕事では、職種に関係なく必要な能力なのです。

また、「接遇」、「マナー」というと、「軽々しい」とか「不十分な部分を感じさせないために、お客をチヤホヤするまやかし」と思う人もいます。

たしかに過剰なサービスや特別なマナーは、私たちの日常生活に必要はありません。同じように接しても、相手によっては物足りないと感じたり、過剰なサービスと思う場合もあります。定量的ではないから、本人の裁量に任せてもよいのかといえば、決してそうで

はありません。接遇やマナーに無関心でいることは、コミュニケーションにおいて非常に危険であることに変わりはないのです。

相手が同一人物であっても、その日の体調や気分によって、まったく異なる反応をする時があります。同じことを言っていても、相手を怒らせてしまうのが得意？　な人がいるのも事実です。お互いが感情を持った人間である以上、完璧な接遇やマナーは不可能といっても過言ではないでしょう。

人は自分が生きてきた間に経験したことを基本にして、相手に接するといわれています。サービス業でいわれるよいサービスを提供できる人の定義は、「自分自身が、よいサービスを経験したことがある人」です。ことばを変えれば、「相手を大切に思える人は、周りに大切にされた経験のある人」ということになります。その意味でとらえると、「接遇」、「マナー」の基本は分かりやすいものになります。

私の考える「接遇」、「マナー」の基本的な定義は、「当たり前のことが常に当たり前にできる」ということです。特別なサービス業で必要な能力ではなく、私たちが日常生活をしていくうえで、周りの人たちと良好な関係を築くために必要な基本的要素と理解しましょう。

(5)「当たり前にできること」の定義

「当たり前のことが常に当たり前にできる」とは、どのようなことを示しているのでしょうか？

例えば、朝、誰かと会ったり、顔を合わせたとき「おはようございます」と元気にあいさつをすることです。「何だ、そんなことか。そんなことならできているよ」と思われる方もいるでしょう。しかし周りから見ていると、できない職場の方が圧倒的に多いのです。「仲のよい人に対してはできるが、苦手な人にはできない」とか「できているつもり」、「時々できていない人がいる」は、まったくできないことと同じ意味です。

「今日は体調が悪いので、そんな気分ではない」とか「家族と喧嘩をしたので機嫌が悪い」といわれても、患者やその家族、出会う人にとって何の関係もないことです。それを理由に、当たり前にできるはずのことができないのは、プロフェッショナルの仕事としては、粗末な内容だといわれても仕方がありません。

どれほどよい治療であっても、人と接する時に必要な対応やコミュニケーション力が不足していては、十分な効果を発揮することができなくなります。よい信頼関係の上に高い効果が期待できることは、皆さんもご承知のとおりです。そのための出発点が「接遇」や「マナー」といえるでしょう。

そう考えると仕事をするうえで「接遇」、「マナー」の徹底が、必要不可欠であることが分かります。それと同時にかなり難しいことが予想されます。一度勉強したからといって、それで完璧とはいえません。先ほど述べたように、同じ対応をしても十分だと感じる人もいれば、不十分だと思う人がいるからです。繰り返し学習することにより、場面や時代に合ったより適切な対応を習得することができるのです。

たかが「接遇」されど「接遇」です。接遇の基本は、相手をもてなすことですが、私は信頼関係の基本を構築するために必要だと考えています。なぜなら、信頼関係がなければ、どのような医療サービスや高度な治療や技術も、患者やその家族に十分な満足を提供することができないからです。より高い満足を提供するためにまず必要な要素は、相手に信頼してもらうことです。そのためには、「接遇」、「マナー」の知識と実践が重要です。

また当たり前のことが常に当たり前にできない職場は、チーム内不協和音が原因でクレームが発生しやすい環境といえます。「誰かがやるだろう」、「私は関係ない」という態度は、コミュニケーション不足から大きな危機の呼び水を発生させることもあります。

自分にとっての常識がすべてではないこと、他の人とのコミュニケーションを円滑にするための努力は、どのような職場であっても、また何歳になっても必要なことだということを徹底しましょう。

(6) 「接遇」、「マナー」にベテランはいない

「接遇」、「マナー」を指導する講師だからといって、すべてを知っている人はいません。数多くの事例を経験し、それを自分自身のデータベースとして活用することはできます。しかし、だからといって万能ではないのです。工夫があるとするならば、どのような対応が適切なのか迷ったとき、「もし自分だったらどのように対応されると嬉しいだろう」と常に考える点ではないでしょうか?

「私は何年もこの仕事をしているのだから、いわれなくてもできる」、「接遇よりも習得したいことがある」などと言いわけを考えず、チャンスを見つけては、スキルアップをすることが重要です。

「接遇」、「マナー」の能力向上により、皆さん自身を守ることができるのです。必要のないクレームを回避したり、あつれきに対する防御壁を持つことも可能になります。反対

「当たり前のこと」チェックシート

1，	遅刻しない	
2，	毎日、出勤した時あいさつをしている	
3，	朝の第一声は、元気のよい声を出している	
4，	始業時には、仕事ができる状態である	
5，	個人的な感情を職場に持ち込まない	
6，	電話が鳴るとすぐに取る	
7，	席を離れる時、椅子を机の中に入れる	
8，	使用したものは、必ず片づける	
9，	帰る前には、自分の机（担当）を片づけている	
10,	帰る時は、職場の上司や同僚に必ずあいさつをしている	

○７個以上……「接遇」「マナー」の基本が理解できています。
○４～６個……「接遇」「マナー」は仕事に役立つことを振り返りましょう。
○３個以下……「接遇」「マナー」は特別なことではないことをお忘れなく。

に軽視したりおろそかにすることにより、問題を拡大し組織全体の危機につながる危険性も出てきます。

「当り前のことが常に当り前にできる」ということは、職種・年齢・性別を問わず、生きるうえで必要不可欠な能力であることを理解しましょう。

3.「接遇」が信頼関係をつくる

(1) 第一印象の重要性

皆さんは初めて訪問する場所に対して、どのような気持ちで出かけますか？　久し振りに友人と食事をしたり旅行に出かけるなど、これから楽しいことをするときは積極的になります。多少の問題が発生しても、解決に向けて自発的に行動できます。なぜなら自分の意思で選んだ自分の「楽しみ」だからです。

反対に不安な気持ちで臨まなければならない場合は、どうしても消極的な気持ちになります。できれば行きたくない、しかし自分ではどうしようもないので専門家に相談するときなどです。体調が悪くて医療機関を訪問するときは代表的な例です。

消極的なだけであればまだよいのですが、ひどい時は否定的な気分になります。そのような時は、気持ちが不安定になったり機嫌が悪くなるため、相手の欠点が目につきます。そうなると、問題が発生しやすくなります。必要のない問題を発生させないためにも、重要な要素になるのが「第一印象」です。

第一印象はどのくらいの時間に形成されるのでしょうか？　プロのメイクアップアーティストに聞くと、5〜6秒くらいという答えが返ってきました。もっと早いと感じる人もいます。コミュニケーションにかかわる私の仕事から考えれば、30秒くらいと答えます。どちらにしても1分もかからない間に、相手にいろいろな情報が伝わっているというわけです。

「第一印象なんて関係ない」、「私は中身で勝負します」と考える方もおられるでしょう。しかし、人ははじめに与えた印象を変えるために、想像以上の時間が必要になるのです。挽回の時間がある時はまだ何とかなりますが、多くの場合はチャンスさえありません。そう考えると信頼関係を構築する出発点として第一印象を、無視できないことに納得ができるでしょう。

(2)　「おしゃれ」と「身だしなみ」の違い

あなたは、仕事をする時に必要なのは、「おしゃれ」と「身だしなみ」のどちらだと思いますか？　では、その違いは、具体的にどのようなことですか？　次の表に書き入れてください。

おしゃれ・・・・

身だしなみ・・・

育成をするときの方法として大切なことは、一方的に答えを教えないことです。常に上司や先輩が即答をすると、自分で考える習慣が育たなくなります。「いわれたことだけをすればいい」という考え方になり、その先は「いわれなければやらなくていい」という態度になります。

もちろん緊急の場合は、この範疇ではありません。しかし一見、仕事とは関係がないように見えても、大きな問題になる可能性があることに自分自身で気付くことが必要です。そのために、先ほどのような質問をすることは有効です。

「おしゃれ」は、自分の好きなスタイルです。流行の装いを身につけたり、たくさんのアクセサリーで飾ったりする時も「おしゃれ」です。そのこと自体が法律に触れなければ、原則どのような格好も許されます。

「身だしなみ」は、自分の好みというより他の人がどのように感じるかに重点が置かれます。周りの人が不愉快だと思ったり、仕事や職場に不似合いだと感じれば、「身だしなみ」としては、ふさわしくないということになります。職場で必要なのは「身だしなみ」です。

では、「身だしなみ」で重要な要素は何でしょうか？　いろいろな意見があると思いますが、まず必要なことは「清潔感」です。反対にいえば、「おしゃれ」は清潔でなくてもよいということです。

例えば、長い休暇の間であれば、無精ひげをはやしても問題はありませんし、お風呂に入るのが面倒であれば、しばらく入らなくても迷惑を感じる人は仕事中に比べると少なくなります。「おしゃれ」は

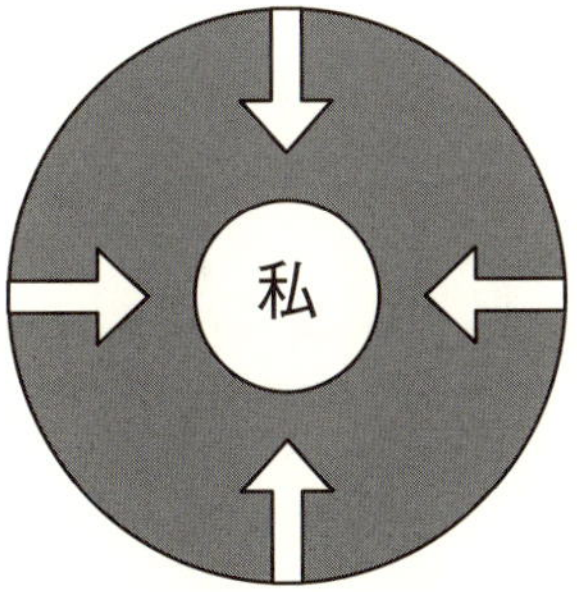

身だしなみ

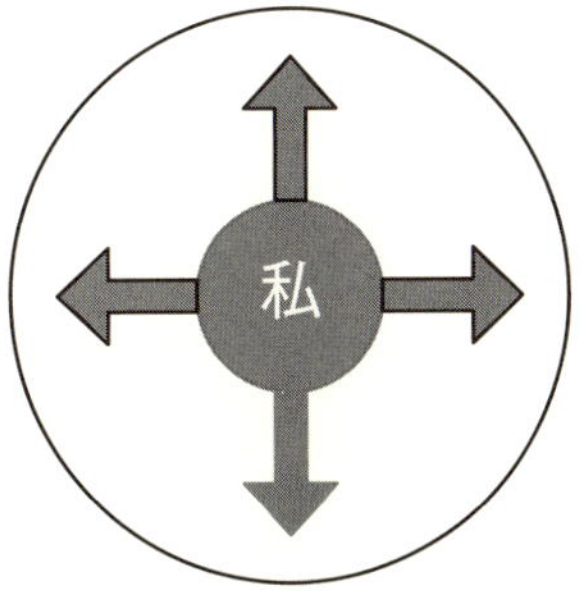

おしゃれ

自分自身が気分よく過ごしたり楽しむための行為ですから、周りがどのように感じてもあまり気にしなくてもよいでしょう。

先日、友人がある病院で経験した出来事です。採血の担当だった看護師は、20代前半だったそうです。明るいというよりも金髪といってもよいくらいの色で、近頃はやりのゆるく束ねたヘアスタイルでした。アイシャドーも濃くいわゆる完璧な化粧をしています。採血をするために腕を持った、その指先は長く伸ばした爪がキラキラと輝いていたそうです。

「この人に採血されるのかと思った途端、ゾッとしたわ」と、友人は話してくれました。

これは「おしゃれ」と「身だしなみ」の区別ができない人の例です。年齢が若く経験が浅いのであれば、指導が必要です。決して小さなクリニックとはいえない規模で（もちろん規模が小さいからといって許されることではありません）このようなスタッフに対し、無関心でいられる上司や先輩、同僚にも問題があるといわれても仕方がありません。

「身だしなみ」は、T（time…時間）、P（place…場所）、O（occasion…場合）を十分に考えることが必要です。相手に不快感を与えないために、職場に適切で清潔感があることが要求されます。

(3) 第一印象の構成要素

「アルバートメラビアンの法則」は研修資料として登場頻度の多いグラフです。この法則とは、どのような要因によって第一印象が形成されるかを表しています。55％が服装・態度、38％が話し方、そして最後の7％が話の内容です。「相手に伝えたい内容がわずか7％!?」とショックを受ける人もいれば、「あぁ、やっぱりね」と納得する人もいます。

人は多くの情報を視覚から収集しています。まずこの段階を理解することが、重要な要素になります。建物の外見、入り口や待合い室など、あらゆる場所に対する第一印象は、「見た目」で決まります。他の人がどのように感じるかに重点を置く「身だしなみ」では、「清潔感」が基本です。そう考えると、職場の掃除が行き届いているかが問題になります。また動くものに反応するという人間の特性から、スタッフに目が行きやすいのも事実です。

第一印象の構成要素

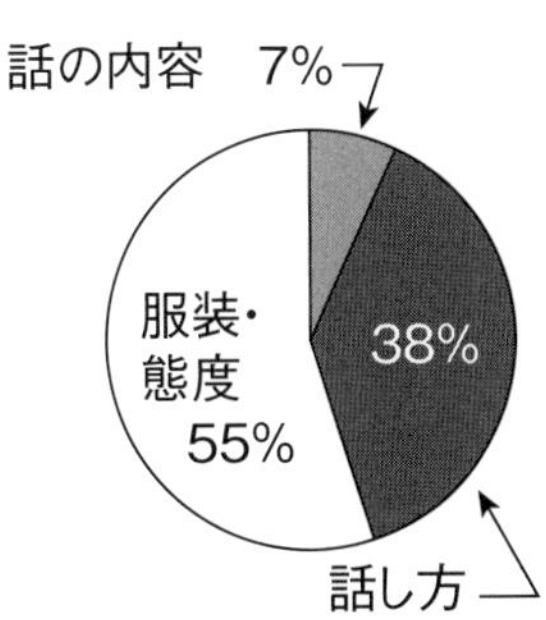

①態度・服装

態度・服装は、もっともマニュアル化が可能な要素です。多くの企業は、細かく規則を作っています。それが、自分たちのイメージを決め、企業としてのブランド化の基本だと考えているからです。

私の知り合いである大学病院の先生（医師）は、とても素晴らしい人柄です。患者の信頼も厚く、周りから見ると何の問題もありません。しかしあるとき、外来を受診した人から指摘があったそうです。

その内容は、「白衣のボタンをはずして、前を開けたままだらしない格好で院内を歩いている医師がいる」というものでした。どうしてそのようなことになったのか話を聞くと、少々太ってしまい白衣のボタンを留められなくなったのが真相です。しかし、たまたまその格好を目撃した人にとっては、不快な印象だけが残ったのではないでしょうか？つまり「たまたま」は存在しないということです。

服装の乱れは規律のゆるみにつながり、事故やクレームの原因になることも少なくありません。簡単なことに見えますが、外部から見ていると「あれ？」と思うようなことや、「何も考えていないのだろうか？」と首を傾げたくなるような人が多いのが事実です。

特に医療機関の場合、すでに出来上がったイメージや期待感があるため、態度や服装に問題がある人がいると、それだけで全体に対する信頼を低くしてしまう可能性があります。

多くのスタッフが整った服装の中で問題のある格好をした人がいると、数は少なくても圧倒的に目立つ点が問題です。

②靴

「足元を見る」ということばが示すように、足元は身だしなみにとって重要なポイントです。革靴、運動靴、ナースシューズなどは問題ありません。問題は、かかとのない履き物です。職種によってはやむをえないと考えられているケースもありますが、歩くたびにペタペタと音がすると、やる気のなさやだらしない印象を与えクレームにつながるケースもあります。

以前に比べると、ナースシューズのかかとをふんだままの人を見かけることはなくなりました。しかし患者やその家族と接する仕事でない場合は、まだまだ認識不足の人がいるのではないでしょうか？

けがでギプスをしているため靴がはけないというのであれば、まだ考慮の余地はありますが、それ以外の理由でサンダル履きであることは、誤解をうむ危険性が大きいことを忘れないで下さい。

例えばホテルやデパートに行ったとき、足が痛いからといってサンダル履きのホテルマンやデパートの販売員はいません。そのことからも分かるように、履き物は相手に大きな印象を与えます。

③髪

髪型も清潔であることが優先されます。肩に白いふけが落ちているのはマナー違反です。汗のにおいや香りの強い整髪料も、相手に不快な印象を与える大きな要素です。

次に大切なことは髪型です。職種によっては、大きな制約がある場合があります。例えば食べ物を扱う仕事であれば、きちんとまとめておくことが基本です。食べ物や飲み物に髪の毛が入らないようにするためであり、「私たちは気をつけています」という意志表示にもなります。一般のサービス業の場合、お客様に対しておじぎをした時に髪が気になる動作をしてはいけません。

髪型のルール

○長い髪はまとめる
○前髪は目に入らない長さにする
○寝ぐせかファッションなのか分からないような髪型は休日だけにする

また髪の色にも注意が必要です。染めた色が退色してバサバサになっていたり、職場にふさわしくないくらい明るい色に染めているなどが、その代表です。多くの職員が働く職場で、遠くからでも分かるほどの明るすぎる色は整った身だしなみとは言えません。手入れの行き届いた派手すぎない色であることが大切です。

ＮＰＯ法人日本ヘアーカラー協会ＪＨＣＡ（http://jhca.ne.jp/）では、「職場のヘアーカラーを考える」活動をとおして、「ヘアカラーリング・レベルスケール」を作成しています。すでに多くの企業で導入されていることからも、職場の中で髪の色が問題になるケースが多いということが想像できます。職場の基準を作ることにより、相互で確認することが可能になります。

次の図は、ヘアーカラーの参考資料です。１～３は、墨のような黒を示しています。太陽にかざして透けて見えるくらいの茶色が５～６、自然な茶色は７～８、少し明るめが９～10といわれています。20は金髪くらいの明るさです。

職種別！ヘアカラーの明るさの基準

ＪＨＣＡでは企業の一般的な推奨レベルを6、7、8レベルと提案しています。
具体的に職種別推奨レベル（明るさの上限としての提案）をご紹介します。

・接客サービス業	女性	7～8レベル
	男性	5～6レベル
・事務系	女性	7～9レベル
	男性	5～6レベル
・営業職	女性	7～8レベル
	男性	4～5レベル
・外回り（ノーネクタイ）	女性	7～10レベル
	男性	6～8レベル
・クリニック（白衣着用）	女性	6～8レベル
	男性	5～6レベル
・ブティック	女性	6～13レベル
	男性	4～13レベル

出典・日本ヘアーカラー協会資料

④表情

初めて会った時、相手がどのような表情で対応してくれるかは、その後の信頼関係に大きな影響を与えます。あなたは一人の消費者・患者の立場で考えた時、対応してくれる人が、どのような表情であればよい印象を持ちますか？

よい印象を与える表情・態度

悪い印象を与える表情・態度

顔にはそれぞれ生まれつきの要素がありますが、表情は後からつくられるものだといっても過言ではありません。もともときれいな顔立ちをしていても、その顔にふさわしい表情がなければ、美しいとはいえません。反対にニコニコした表情の人は、それだけで素敵な人に見えます。

第一印象では「どのような顔に生まれたか」よりも「どのような表情をしているか」のほうが大きな問題です。つまりよい印象を与えることは、練習すれば誰でもできるようになるということです。

幼い子供は、成人男子（特に年齢の高い人）を見ると怖がります。理由を聞くと「怒ったような顔をしているから」という答えが返ってきました。研修でこの話をすると、「それじゃ、私はもうだめなんですか？」とベテランの男性に質問されることがあります。問題はそれをしらずに人に接していることです。

「自分は相手に怖いと思われやすいから気をつけよう」、「できるだけにこやかに接するようにしよう」と注意しながら話すのと、そうではないのでは天と地ほどの差が生まれます。重要なことは、言葉を発する前に自分自身が多くの情報を発信していることを自覚することです。

また表情や態度は電話では見えませんが、以外に相手に伝わることは、皆さんも経験があるのではないでしょうか？　表情や態度は、想像以上に多くの情報を相手に提供することを忘れないようにしましょう。

⑤姿勢、歩き方、座り方

まっすぐ伸びた姿勢は、やる気や仕事に対する自信を感じさせます。丸くなった姿勢は反対の印象を与えます。歩く時もダラダラ歩くことは、よい印象を与えません。足を組んだり投げ出した座り方は、やる気のなさを感じさせます。

「たったそれだけで問題になるのか」、「考え過ぎだ」と思うかもしれませんが、クレームが発生した時、はじめに出ることばは「なんだ！　その態度は!!」という怒りの声です。「たかがそれだけのこと」と思うのであれば、簡単に見直すことができるはずです。

仕事中、自分の席を立つ時は必ず椅子を机の中に入れることも職場の仲間に対するマナーです。他の人が動きやすくすることは、当たり前の配慮だといえるでしょう。小さな心遣いを一つひとつ重ねていくことがチームワークの原点になります。自分自身はできているのか、もう一度振り返ってみることも必要です。

表情は言葉を発する前に多くの情報を発信します。電話の際にも表情や態度は現われます。足を組んだまま受話器を持っていたり、だらしなく椅子にすわったまま「申し訳ありません」といっても、相手には申し訳ないと思っているようには伝わりません。見えていないようで見えるのが態度や歩き方・座り方から伝わる情報なのです。

⑥「身だしなみ」を確認する方法

第一印象の55％を占める服装や態度を確認するため役立つのが、「鏡」です。自分の服装や表情、姿勢などを鏡に写してチェックしましょう。朝起きて顔を洗う時に鏡を見た後、次に鏡を見るのは夜寝る前では、なんとも心細い話です。積極的に鏡を仕事に活用しましょう。

職場に出るときは、必ず鏡の前で確認する習慣をつけることが必要です。鏡を見るときのポイントは、正面だけでなく他の角度からも見ることです。また少し離れて、距離を変えてみるのも有効です。鏡の前でにっこり笑ってみるのは、非常に効果が高いといわれています。自分のコンディションを確認したり、つらいことがあった時は、鏡をとおして自分自身に励ましのことばをかけたりといろいろな活用ができます。

職場で定期的に服装チェックをすることも有効です。各自でするのではなく、2人1組、3人1組などのグループをつくり、お互いを確認します。そのときには、チェックシートを活用しましょう。面と向かって本人に注意できないことも、シートを使うことにより問題を共有しやすくなります。「誰が悪いのか」を探すためにチェックをするのではありません。本人が気づき改善できるように指導するためのものです。

身だしなみチェックシート

1，	「おしゃれ」と「身だしなみ」の違いが分かる	
2，	職場のイメージを壊さない身だしなみに気をつけている	
3，	洗濯をした清潔な下着や制服を着ている	
4，	サンダルをはいていない	
5，	足をひきずって音をさせて歩くことはない	
6，	定期的に散髪をしている	
7，	前髪が長すぎたり、髪の色が明るすぎない	
8，	おじぎをした時、髪型を気にして顔をふったりしない	
9，	身だしなみに問題のある仲間を注意できる	
10，	職場で定期的に「身だしなみ」チェックをしている	

○７個以上…………「身だしなみ」の重要性を理解できています。
○４～６個以上……もう少し注意を払うことにより他の人から好感を持たれます。
○３個以下…………自分で思っているより危険な状態です。改善しましょう。

職場の第一印象を向上させるために、まず「見える」部分から見直し、改善を図っていきましょう。

(4)　第一印象は誰のためか

①印象形成と対人態度

これまで第一印象について、いろいろな角度から考えてきました。私は、「なぜ第一印象が重要なのか?」と質問されたら、「あなたの立場を優位にするためです」と即座に答えます。優位といえば何となく打算的に聞こえますが、私の言いたいのは、

「あなたが伝えたいことに対し、相手が素直に耳を傾けてくれることです」という意味です。

せっかく相手のためを思って言ったことも、誤解されては元も子もなくなってしまいます。「そんなつもりで言ったのではない」、「相手の取り方が悪い」とどれだけ理由を説明したところで、何の解決にもなりません。

どうすれば職場の仲間や患者、その家族とよい関係を築けるのかを考える基本と、同じといえるでしょう。理由は、全員が感情を持つ人間だからです。確かに相性がありますから、誰とでも親友のような仲良しになることはできませんが、仕事をするプロフェッショナルとしての観点から見れば可能になるはずです。

第一印象として与えた情報は、相手の中で「印象形成」として位置づけられます。印象形成は、短時間のうちに勝手に頭の中でつくられます。

例えば、はじめによい印象を与えれば、相手はあなたに対して肯定的に接してくれます。「優しそうな人だな」、「信頼できそうだ」と感じると、話す内容も「自分に優しい内容」、「信用できる話」として受け取ります。つまり、この段階で相手の耳は、あなたの話を聞こうとする体制に入るのです。

反対に悪い印象を与えると、「自分たちに都合のよいことを言っているのだろう」、「どうせ私のことなんて考えていないのだ」と、猜疑心の固まりになってしまいます。何をどのように言っても聞く耳を持たない状態になります。このように、はじめにもたらされた印象によって決定される要素を「対人態度」といいます。

第一印象は、相手との関係を決定づける大きな要因です。よい関係を築きたいと考えるのであれば、まず第一歩が重要であることを確認しましょう。

②第一印象のもたらす効果

第一印象は短い時間に形成され、その印象を基本に対人態度が決まります。つまり、よい印象を与えることは、相手に話を伝えやすくするための環境整備といえます。「何度も説明しなければ理解してもらえない」、「理解できない、分らない」などに対応する後ろ向きの仕事を減らすためにも、第一印象が大切です。何とか改善しようとしても、関係回復に予想以上の時間がかかったり、最悪の場合は二度と挽回のチャンスがない場合もあります。

誰でも自分の仕事で誰かが喜んでくれた時は、やりがいを感じ、モチベーションも上がります。反対に不愉快な仕事が増えれば、機嫌が悪くなり職場の雰囲気も暗くなります。

その結果、クレームを発生させることにもつながります。

多くの人が働く職場では、それぞれがどうすればよい関係をつくることができるかを考えながら仕事を進めることが必要です。そのためには、お互いを理解するためのコミュニケーション力向上が欠かせません。

コミュニケーションを交わす場合、はじめの一歩が想像以上に大きな影響をもたらすことをもう一度、仕事の中で確認することが重要です。何か問題が起きた後、解決するための時間や労力がどれほどかかるかを考えれば、はじめの一歩を確実に実行する方が仕事の質を向上するために有効であることは間違いありません。

「ヒヤリ、ハット」をなくすためにも、第一印象向上の徹底をお奨めします。

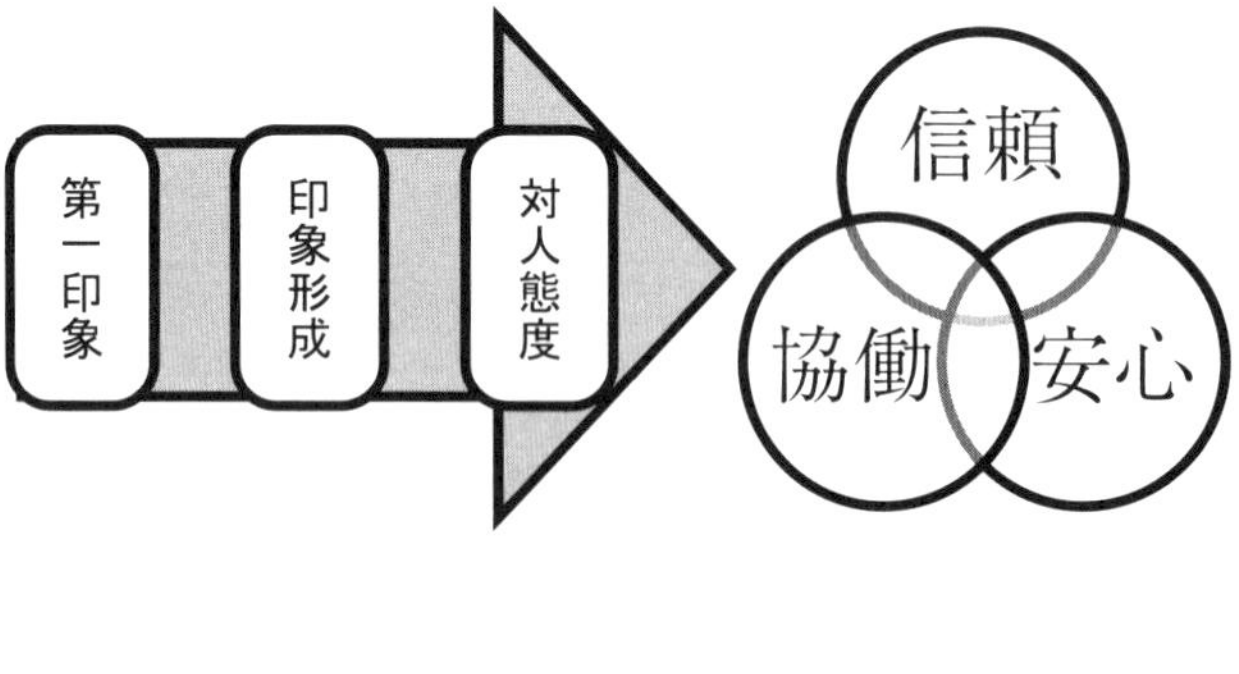

4. 表情が発信する情報と効果

(1) 人相だけが問題か

人にはそれぞれ人相があります。人相とは、その人の顔に性格や考え方が表れている状態で、持続的に続くものです。「あの人は人相が悪い」、「優しそうな雰囲気の人相をしている」などの言い方をします。では、生まれつき備わった顔のパーツの配置だけが人相をつくるのでしょうか？　確かに端正な顔立ちで生まれた人はそうでない人に比べると、優位なのかもしれません。しかしそれだけが、人相をつくる要因とは考えられません。むしろ顔立ちの上に貼り付いてくる表情のほうが、問題ではないでしょうか？

「私はこんな顔だから」、「周りの人から好かれないのは顔のせい」と嘆く前に、自分がどのような表情をしているのかをチェックすることが必要です。表情が人相を変えている可能性もあるのです。また年齢を重ねるに従って、人相はさまざまな変化をします。

(2) 年齢と表情の関係

年をとると仕事上の責任も若い頃に比べて重くなります。そのため重要な決定を迫られ、真剣に考えるあまり厳しい表情になる回数も増えます。

それとは別に加齢に伴う皮膚のたるみやシワも多くなってきます。若い時は柔らかな表情に見えた顔も、加齢によって不機嫌そうに見える可能性が高まっていきます。つまり年を重ねることは、自分の意志とは関係なく表情が硬くなったり、険しくなりやすいというわけです。これは重要な問題です。「年をとるのは仕方がないじゃないか」、「どうしろというんだ」と眉間にシワを寄せて反論していませんか？　その表情は要注意です。いったん険しい表情をすると、穏やかな表情に戻るまでに時間がかかります。次のことを十分に理解しておくことが必要です。

○職責などにより厳しい表情になりやすい
○自分の意思とは別に加齢によるシワやたるみによる表情の変化
○疲労感や気分によるマイナスの表情

(3) 険しい表情は、問題を大きくする

いつも険しい表情をしていると、なぜか問題を解決するための時間が余計にかかります。「問題が解決しないから険しい表情になるんじゃないか」といわれそうですが、それがそうでもないのです。

ある病院の例です。その病院には患者さんからのクレームが多い部署がありました。その部署の責任者は、

「○○のモノのいい方が悪いんですよ」

「注意しないのですか？」

「いいえ、私は何度もいっています。だけど○○がいうことを聞かないから、クレームになるんですよ、まったく」

その話を聞きながら、「この表情でそんな話し方をされたら、部下はどのような気持ちになるんだろう」と想像してしまいました。その責任者のいい分は、「問題は、○○が引き起こしている。だから自分は注意している。それなのに注意を聞かない○○が悪い」というわけです。

確かに○○さんの態度が悪いのかもしれません。しかし○○さんのいる職場全体の雰囲気は決してよいとはいえませんでした。問題の元凶は別のところにあるようでした。本気で職場からクレームをなくそうと考えるのであれば、責任者としてどのような態度で注意をすることが必要か十分考えることが問題解決にとって重要です。

木で鼻をくくったような態度は慎むことが大切です。

(4) 表情の連鎖

いつも険しい表情や不満一杯の顔をしていると、その表情が周りの人にも感染します。そうなると雰囲気の暗い職場や病院になります。そこを訪れる人にも「なんだ！　ここは。みんな機嫌の悪そうな顔をして」と、悪い印象を与え、相手の口調も厳しくなりがちです。

この状態を解消するには、まず自分の表情を確認することが必要です。「だって私のせいじゃない。他の人に問題がある」ではなく、まず自分の表情から解決の糸口を見つけましょう。先ほども述べたように、表情は感染するものなのです。

皆さんは赤ちゃんをあやす時、どんな表情をしますか？　柔らかい表情で接していませんか？　どうして柔らかい表情なのでしょうか？　赤ちゃんに笑ってほしいと思うからです。少なくとも自分の顔を見て泣くのだけは、どうしても阻止したいと誰もが潜在意識の中で考えているのです。

赤ちゃんがあなたの顔を見て笑ってくれると、あなたも笑顔になります。このように表情は確実に連鎖します。確かに厳しい仕事の中では、赤ちゃんに接しているのと同じではありません。しかし相手とよいコミュニケーションを取るためには、まずあなたから先に発信することがスタートだということを忘れないようにしましょう。

(5)　表情を訓練する

表情は練習することにより、コントロールができるようになります。「○○さんのような表情になりたい」、「もっと親しみやすい顔つきになりたい」など具体的なイメージを持つことがスタートです。

出かける前や寝る前など鏡の前で、ほんの少し自分の顔を見て下さい。疲れた顔をしていないか、眉間にシワが寄ったままになっていないか、口角が昨日より下がっていないかなど、自分の表情を観察して下さい。そして、「だけどよく頑張っているな」と自分の顔をほめてあげましょう。優しいことばをかけることにより、自然に顔の緊張はほぐれ柔らか

表情チェックシート

1,	加齢による自分の顔の変化に気づいている	
2,	明るい表情で出勤している	
3,	鏡で自分の表情をチェックしている	
4,	周りの人から「話しかけやすい」といわれる	
5,	子供や年下から慕われる	
6,	性格はおとなしいほうだが「暗い」とはいわれない	
7,	はじめて話す相手でも顔をこわばらせない	
8,	眉間にシワを寄せたまま話すクセはない	
9,	まじめな表情と険しい表情の違いが分かる	
10,	基本的に自分の顔が好きだ	

○7個以上…………表情豊かな人物で好感が持てます。
○4～6個以上……表情を訓練できるのは自分自身です。
○3個以下…………問題解決を難しくしているのはあなた自身かもしれません。

い表情になります。毎日これを繰り返すことにより、柔らかい表情の持続時間が長くなります。

そうなると表情は、その人らしい持ち味を生かした人相を形成する一翼を担うようになるのです。「これが私」、「あるがままの自分」と納得するのはよいことですが、「だから何もしない」という言いわけにしてはいけません。

「納得」は必要ですが、「開き直り」にならないように心がけたいものです。

(6) 患者さんがこわくなくなった！

あるクリニックの看護師の話です。その人はよい人柄なのですが、気の弱いところがあり、いつも自信のなさそうな表情をしていました。自信のない表情ですから、動作も何となくおどおどしているように見えます。うまくコミュニケーションを取れないことを悩んでいました。

「私が話すと、患者さんがきつい顔をされるんです」

「話しかけてもろくに返事をしてくれない人もいます」

どうやら彼女に対して、好意的に接してくれる人が少ないようでした。

そのクリニックの院長は「スタッフ全員が、患者の目を見て、笑顔であいさつをする」という目標を立てました。依頼を受けた私は、1年間を通してスタッフの育成を手伝いました。内容は、徹底的な発声練習、笑顔の訓練、あいさつの仕方の練習で構成しました。難しい理論はほとんどなしです。とにかく笑顔で大きな声を出して、相手の目を見てあいさつをする練習です。

3カ月が過ぎた頃、彼女の様子が変わってきました。話を聞くと、

「最近、患者さんが私に笑顔で接してくれます。話もはずむようになりました。不思議ですね。私が笑顔であいさつすると、相手も笑顔で返してくれます。だから患者さんが怖くなくなりました」と笑顔で話してくれました。

はじめは彼女自身、半信半疑だったそうです。

「どうしてスムーズにコミュニケーションを交わせるようになったんだろう?」

自分の行動を振り返ってみると、理由は自分の変化だったというわけです。その後、彼女はどんどんきれいになっていきました。笑顔が彼女に自信を与え、おどおどした雰囲気を消し去ったのです。そうなるとますます、よいコミュニケーションが広がっていきました。

(7) 笑顔の練習

笑顔は、たくさんの人をしあわせな気分にすることができます。そして自分を守る武器にもなります。苦手な人は、まず表情を柔らかくする練習からはじめましょう。

笑顔の練習

1、準備運動

①両手でそれぞれのこぶしをつくる

②そのこぶしで両方の頬をマッサージする（前回し5回、後回し5回）

2、笑顔体操

③大きく口を開いて、割りばし1本（鉛筆でも可）を奥歯のところまで入れて2カ所で強くくわえる

④くわえたまま口角をしっかり上げる

⑤そのまま5秒かぞえる

⑥口角をあげたまま割りばしを、静かに抜く

この練習（準備運動は各1回）を朝3回、夜寝る前に3回繰り返します。すると頬の筋肉が柔軟になり、口角が上がります。そして柔らかい表情が出やすくなります。

若い人の中には、この練習の最初は口角が上がらない人がいます。年齢的に考えれば筋肉は柔らかいはずなのに、けいれんを起こしそうなくらい痛がる人がいるのです。その理

由のひとつとして、携帯電話やパソコンによるコミュニケーションの発達があげられます。ディスプレイを見ながら交わすコミュニケーションでは、その人の表情は必ずしも必要な要素ではありません。思っていることや感じたことを文字に変えて伝えるからです。

そのため筋肉は使われることが少なくなり、弱っているのです。つまり笑顔が身につく条件は、年齢ではないということが分かります。生まれついての才能ではなく、努力して練習する人が、「笑顔の似合う男性」になり、「笑顔美人」になれるのです。

(8) 笑顔だから楽しくなる

人は楽しいから笑うのでしょうか？　確かに楽しいときや嬉しいときは、自然に笑顔になります。それは誰でもできることで、いわば自然の摂理といっても過言ではないでしょう。しかし仕事をしていると楽しいことばかりではありません。むしろその反対で、困難なことが多いといえます。その困難を「やりがい」に変えることができるかどうかは、それぞれの人によって異なります。

笑顔も同じです。楽しいから笑顔になるのではなく、笑顔でいるから楽しいと思えることが増えるのです。

考え方の例

「今日はせっかくの休みなのに雨だなんて、私は運が悪い」
↓「そうか。最近仕事が忙しかったから、今日はゆっくり家で休めということかな？」
「どうして私だけが、いつも面倒な仕事を押しつけられるの？　損をしてるみたい」
↓「私は期待されているのかもしれないな。できない人には任せないはずだもの」
「あ～ぁ、またクレームか。毎日文句ばかりで嫌な仕事だ」
↓「昨日より上手く対応できたな。練習の効果が出ているな」

いかがですか？　同じことを考える場合でも、必ずプラス面とマイナス面があります。そのどちらでとらえるかは、あなた次第です。

「どうしたら笑顔でいられるんだ？」とイライラ考えるより、まず笑顔になって考えることをお奨めします。以外な解決法が見つかるはずです。

笑顔チェックシート

1,	笑うことが好きだ	
2,	毎日１回、必ず笑うようにしている	
3,	いつまでもくよくよ考えない	
4,	なぜか相手が笑顔で接してくれることが多い	
5,	よく人をほめる	
6,	物事のプラス面を見るのが得意である	
7,	顔のシワより笑顔のほうが大切だ	
8,	ニコニコとニヤニヤの違いが区別できる	
9,	笑顔でいるとよいことが起きると思う	
10,	「笑顔の似合う男性」、「笑顔美人」になりたいと本気で思う	

○７個以上…………ほぼ「笑顔の似合う男性」、「笑顔美人」です。
○４～６個以上……これからの練習次第で笑顔力が向上します。
○３個以下…………まず顔の筋肉を柔らかくしましょう。

5. コミュニケーションの基礎力

(1) 対人コミュニケーションの構成要素

私たちが他の人に情報を伝えるために活用する対人コミュニケーションは、基本的に２つの要素で構成されています。その２つとは、「話す力」と「聞く力」です。

対人コミュニケーションを理解するために、他のコミュニケーションとの違いを考えてみましょう。代表的なものの１つに、マスコミ（マス・コミュニケーション）があります。テレビやラジオ、新聞、雑誌などがその代表です。マスコミの大きな特徴は、「話す力」が主になっているという点です。テレビやラジオから流れてくる情報に質問したくてもできません。新聞や雑誌に対して反論したくても、すぐに対応してもらえることはまれといえるでしょう。

このような話し手としての単一方向コミュニケーションのマスコミとは違い、対人コミュニケーションは、双方向コミュニケーションであることが大きな特徴です。

相手の話を聞いて、それに対する考えや答えを話します。相手はそれを聞いて次の話をはじめます。そしてまた話を聞いて、次の展開を話す。この繰り返しによるコミュニケーションが対人コミュニケーションです。当たり前の行動ですが、ここには「話す力」と「聞く力」の2つが必要とされていることが分かります。

どちらもバランスよく活用できることが理想ですが、なかなかうまくいきません。誰でも得意なものと、不得意ものがあります。

では、皆さんは仕事をする中でどちらが難しいですか？　次の3つから選んで下さい。

①「話す」方が難しい
②「聞く」方が難しい
③「話す」、「聞く」の両方が難しい

どのような点が難しいと感じるのか具体的に考えてみましょう。問題的を明確にできる人は難しいと感じる点を克服し、今よりもそれぞれの能力を高めることの出来る人です。もっとも解決が難しい答えは、「何となく」、「分からない」などの答えです。

問題点を考え相手が理解できるように説明することは、簡単なことではありません。そのため考えることが面倒になると、さきほどのような答えをしようとする人がいます。その結果、問題点を明確にしないままにする習慣が身についてしまいます。

考えても分からないのは困りますが、考えないのはもっと深刻だといえます。誰かが答えを与えてくれるのを待っていては、いつまでたっても問題は解決しません。問題の原因がどこにあるのかを真剣に考えることにより、解決法が見つかります。自分自身のコミュニケーションの問題点（クセ）を振り返ってみましょう。

次のページのチェックシートを活用しましょう。改善点は、いくつありましたか？　一度にたくさんの改善をしようとすることはお奨めできません。プレッシャーになり挫折する可能性が高くなるからです。１つずつを克服するほうが、長く活用できる能力になります。日常生活の中で、確実に身につくように練習をすることが必要です。

「話す力」チェックシート

1,	話をするのが好きである	
2,	「話す」と「しゃべる」の違いを理解している	
3,	はっきりとした声で話すように注意している	
4,	緊張しても早口にならないように気をつけている	
5,	話す前に何を話すかを考えて話すようにしている	
6,	考えた内容をほぼ話せる	
7,	緊張しても頭の中が真っ白になることはない	
8,	話す時の表情に気をつけている	
9,	話は簡潔で長くなることはない	
10,	本を読む機会が多い	

○7個以上………「話す力」向上に積極的に取り組む姿勢が見えます。
○4～6個………「話す力」を伸ばす努力をしましょう。
○3個以下………「話し方」に興味を持つことが第一歩です。

「聞く力」チェックシート

1,	話を聞く時、うなずきながら聞いている	
2,	腕組みをしたまま聞くことはない	
3,	話す人のほうに体を向けて聞いている	
4,	話を最後まで聞いて質問する	
5,	話を聞いた後、肯定的なことばから話す	
6,	話している途中で自分の意見を述べることはない	
7,	他のことをしながら聞かないように気をつけている	
8,	聞いている間、ほかのことを考えない	
9,	聞く時の表情に気をつけている	
10,	相手が話しやすい環境整備を心がけている	

○7個以上………話す相手にとって、よい聞き手です。
○4～6個………小さな注意をすることにより、良い聞き手になれます。
○3個以下………相手に対する配慮に気をつけましょう。

(2)「話す力」向上法

①発声練習

姿勢をまっすぐにして、口を開けて声を出しましょう。

声を出すとき、遠くに飛ばすようにイメージをするのがコツです。

②職場で活用するコミュニケーションの10大用語

朝礼などを活用して練習しましょう。普段から声が小さい人やあいさつが十分できない人などに対して、注意をするだけでは改善できません。職場全員が取り組む体制をつくることがポイントです。

発声練習

アエイウエオアオ	
カケキクケコカコ	ガゲギグゲゴガゴ
サセシスセソサソ	ザゼジズゼゾザゾ
タテチツテトタト	ダデヂヅデドダド
ナネニヌネノナノ	
ハヘヒフヘホハホ	バベビブベボバボ パペピプペポパポ
マメミムメモマモ	
ヤイェイユイェヨヤヨ	
ラレリルレロラロ	
ワウェウィウウェヲワヲ	

職場で活用する10大用語

1、おはようございます
2、こんにちは
3、少々、お待ち下さい
4、恐れ入りますが
5、お待たせしました
6、申しわけありません
7、ありがとうございます
8、お大事に
9、お疲れさまです
10、お先に失礼します

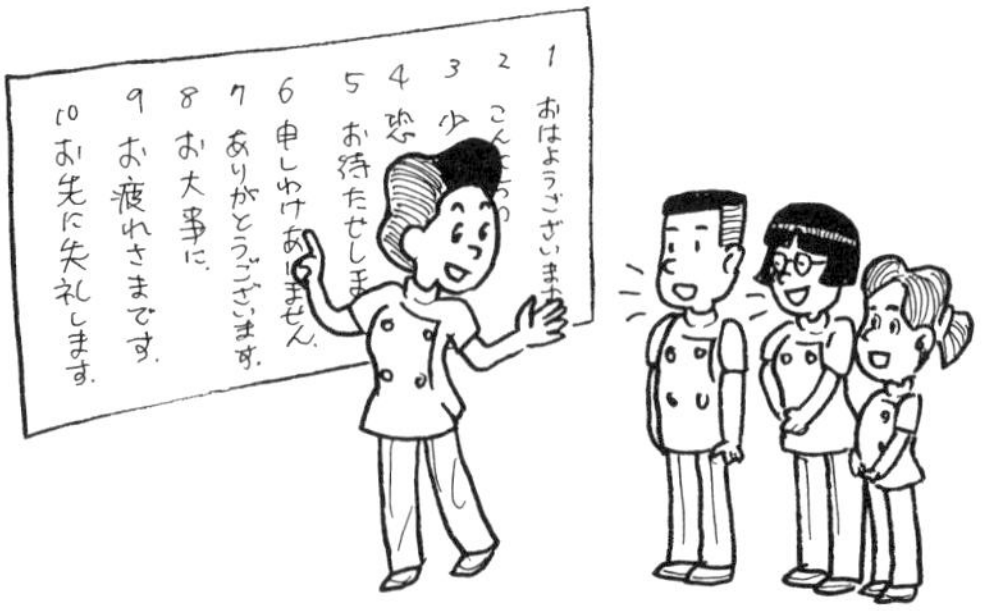

③「音読」のススメ

話す力を鍛えるためには、何はともあれ声に出すことが必要です。そのために私が研修の中でお奨めしているものに、「音読」があります。毎日1分間でいいので習慣にしましょう。職場で朝礼の時、よい文章を全員で少しずつ読むのも1日のはじまりに有効です。

ある職場で1年間、仕事のはじまりに「発声練習」と「職場で活用する10大コミュニケーション用語」を実践してもらいました。実践しているスタッフの感想は、次のとおりです。

「気分が盛り上がらない朝も声を出すと、調子がよくなる」

「全員で声を出すことにより、一体感が生まれる」

これを見ると、やはり基礎トレーニングが大切だということを実感します。話すことを職業にする人は、欠かさず練習をします。つまり話すプロだからうまく話せるのではなく、練習するからうまく話せるようになるということです。

④原稿を書く

例えば、いろいろな人たちの前で話す時、皆さんは原稿を用意していますか？

時々、「私は原稿なんて書かないよ。出たとこ勝負のほうがうまく話せる」という人がいます。私はこの意見に反対です。偶然、うまくいく時もありますが、成功する確率は低いと思います。

何を話すか事前に計画を立て、内容をどれくらいの時間でまとめるのか予行演習をしたほうがよい結果が出ます。準備をしておくことの最大の効果は、自分自身が「これだけ準備したのだから、きっとうまくいく。忘れた時は原稿を見ればいいんだから」と思うことです。

準備をしたことが、落ち着いて話せるキッカケになります。４００字詰め原稿用紙1枚が約1分です。話す内容を組み立て読み返し、時間を計りながら手直しをします。だんだん慣れてくるとメモだけでもできるようになりますが、時間感覚を身につけるためには、まず原稿を用意することからはじめましょう。

⑤緊張を味方につける

人と話す時、特に相手が大勢である場合、誰でも緊張します。私は緊張しない人のほうが問題だと思います。どのような仕事でも緊張することは大切です。毎日、「今日も頑張るぞ」と思うときの引き締まった気持ちは、広い意味での緊張です。私自身、研修で皆さんの前に立つ時、いつも緊張しています。しかし新たな気持ちで仕事と向き合えることは、よいことだと思います。

問題は、その緊張とどのように付き合うかです。私は緊張している時は、まず「今日はとても緊張していますので、よろしくお願いします」と、はじめから白状して相手の協力を得るようにしています。緊張していることを隠そうとすると、ますます緊張してきます。表情が硬くなるため、怒っているように見えたり生意気そうに見えたりして、相手とよい関係を構築することが難しくなります。

正直に伝えることにより、自分自身も落ち着きますし、相手も理解してくれます。

⑥ユーモアは大切な要素

話の内容によりますが、ユーモアのある話はホッとする時間をつくり、相手との距離を縮める効果があります。1対1や少人数で話す時は問題ないのですが、大勢を相手に話すとき、「これはウケる！」と思って話したのに、会場中の反応がシーンとしたままで、いった本人が「えっ⁉」と慌てる場合があります。そのような時は何ごともなかったかのように、次の話に展開を進めることをお奨めします。

素人がユーモアのある話だと思って聴衆の受けをねらうと、はずれるケースが多いようです。そこであわてて、他のジョークを言おうとします。すると会場はさらに静まりかえってしまい、その後の話がガタガタになってしまうのです。

どうしても「受ける話だったのに・・・」と思うときは、「ここで笑ってもらえると思ったのに残念です」、「いつもは笑ってもらえるのに今日は受けなかったですね。次回はもっと練習してきます」など、自分の気持ちを正直に口に出すのも効果的な方法です。

(3) 「聞く力」向上法

①「聞く力」はキャッチャーの役目

「話す力」の向上は、自分の考えを相手に伝える練習です。野球に例えるなら、ピッチャーの練習をするようなものです。これに対して「聞く力」は、どこからくるか分からないボールを捕球するキャッチャーのような練習が必要になります。それぞれの特徴を理解して練習しましょう。

②返事をする

誰かに呼ばれたときは、必ず返事をする習慣をつけましょう。「○○さん」と呼ぶと、黙ったまま近くまでやって来て、「何ですか?」と答える人がいます。これはルール違反です。呼んだ方は、「気がつかないのか!」とイライラしていますから、いきなり声をかけると、「返事くらいしろ!」と叱責される可能性があります。わずかなことですが、返事ができるかどうかは、相手に対する印象を大きく変えます。

呼ばれたら行動する前に返事をします。

「○○さん、ちょっと」

「はい」

返事をした後、行動に移ります。すぐに動けないときも、呼ばれたことに気づいたサインを出すことが必要です。返事が確実にできる人は、コミュニケーションを円滑に進めることのできる人です。

③応答の方法を増やす

「聞く力」を向上するためには、応答の仕方を５個以上覚えます。どのような応答があるか、まず考えてみましょう。これは普段、習慣化されているパターンを振り返るチャンスです。職場の同僚や上司に、自分がどのように応答しているのかを聞いてみましょう。本人は気づいていない、口ぐせや人の気分を害するような応答があるかもしれません。「はい」といわず、「うん、うん」と答える人や、「うん」の母音が抜けてしまい「ふん」と聞こえる人もいます。これは、よい応答とはいえません。これを機会に改善をしましょう。

具体例として、次のページの５パターンを参考にして下さい。

✓ 大きくうなずく
✓ 小さなうなずきを数回繰り返す
✓ 「なるほど」といいながらうなずく
✓ 「そうですね」といいながらうなずく
✓ 相手のことばを繰り返す

いろいろな応答をすることで相手は話しやすくなり、聞く方も頭の中を整理することができます。応答の方法を練習することにより、話す側と聞く側の双方に相乗効果をもたらすことができます。

④3秒ルールの実行

聞く方が苦手という人に理由をたずねると、

「相手が話していると思わず自分のいいたいことを話してしまう」

「相手が全部話し終わるまで待てない」という答えが出てきます。

確かに「話す力」に比べて「聞く力」は、忍耐が必要です。

この問題を解決するために、私は「3秒ルール」を提唱しています。このルールは、相手の話を聞いている途中で自分が話したくなった時、何はともあれ頭の中で「１、２、３」と数えて、３秒待った後、話すというものです。

「３秒なんてわずかな時間じゃないですか」という人もいますが、やってみると、たった３秒ですがはじめはかなり長く感じるものです。しかし話している人にとって、この３秒は非常に重要な時間になります。「自分の話を聞いてくれている」と感じると、話し手は気持ちよく話すことができます。

聞く側はこうして毎回３秒ずつ、聞くために必要な忍耐力を養っていくわけです。今日３秒待つことができれば、明日はその３秒を含めた時間までは自然に待つことができます。そして新たな３秒を加えて３秒ルールを実行します。「この人は私の話を最後まで聞いてくれる人だ」という信頼関係ができれば、予想以上の効果があることをお約束します。

コミュニケーション力は、１つの段階を登ると、だんだんと面白さが見えてきます。面白くなれば、もっと興味が湧いてきて、新たな工夫がはじまります。仕事以外にも活用のできる場面は無限大です。生きている限り、必要不可欠なコミュニケーション力を楽しみながら少しづつ練習していきましょう。

⑤「話す力」と「聞く力」の向上ポイント

「話す力」

①定期的な発声練習

②必要不可欠！　職場で活用するコミュニケーションの10大用語

③「音読」練習で、話す力の基礎力向上

「聞く力」

①確実な返事の励行

②実践！　5つの応答をフル活用

③「3秒ルール」で、聞く力の基礎力向上

6. 「話す力」の向上法

(1) 基本的な訓練

「5、コミュニケーションの基礎力」では、話し方を向上するための第一歩として、発声練習、職場で活用するコミュニケーション10大用語と音読を推奨しました。どのようなことでも基本的な訓練が大切である点は同じです。毎日少しずつ繰り返すことが、コミュニケーション力向上には欠かせません。日常生活の中で、つねに練習の成果を試してみましょう。

「話し方」を上手になりたいと思う人にとって次のステップは、話したいことをまとめる練習です。研修の中で、話すときの問題点を質問すると、次の答えが返ってきます。

「話があちらこちらに脱線して、どんどん散らばってしまう」
「話している途中で、自分で何を話しているのか分からなくなる」
「もっとも話したいことが伝わらない」

私自身、ときどき同じような状態に陥ることがあります。もちろん完全な話し方などと大袈裟なことはできませんが、軌道修正が可能になる方法や、そのために必要な小道具（問題解決手段）をいくつか持っています。

しかし小道具を持っているだけでは仕方がありません。それらの小道具を使用するチャンスを見つけると、迷わず行動に移します。その使い方を練習すること、つまり話したいことをまとめる練習です。

(2) 「話す」と「しゃべる」の違い

研修の中で、「話す力を向上するためには、まず話すことが必要です」というと、「私は普段からよく話しているのですが、なかなか上手くならないんですよ」と答える人がいます。

そこで私は、「それは『話している』のではなく、『しゃべっている』のではないですか？」と質問をします。

「話す」と「しゃべる」は、よく似ていますが同じことではありません。「話す」ことは、目的を持って相手の理解が得られるように、順序を考えな

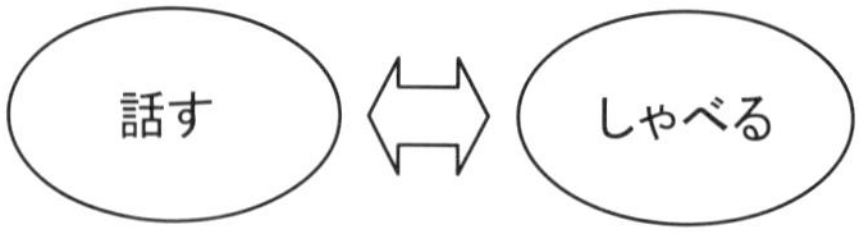

「話す」	「しゃべる」
○内容を相手に伝える目的がある	○自分のいいたいことを音声化する
○相手が理解しやすいよう工夫をする	○順序を気にせず思いつくまま声に出す
○相手が分かりやすい順序を考える	○自分の満足感が相手の理解より優先する

がら伝える行為です。

これに対して「しゃべる」は、特に目的がなくても構いません。自分のいいたいことを発信する行為だからです。相手がどれくらい理解してくれるかよりも、自分の納得が優先されます。

ストレスがたまったときに、友だちに向かってしゃべっているとは思いませんか？「あぁ、スッキリした」と感じるのは、自分の思いや考えを好きなように伝えているからです。一部の議論好きを別にすると、ストレス解消に役立つのは、「しゃべる」であって「話す」ではないといっても過言ではないでしょう。

２つの違いを理解することが、「話す力」を訓練するときに必要です。

(3) 困った具体例

以前に出席した会議での出来事です。ある人が議長にうながされて発言をしました。その人は、会社の会長で60歳代の人でした。

話がはじまると、私は「これはまずいな」と思いました。まず、声が一本調子でまったくメリハリがないのです。午後の会議ですから、それでなくても睡魔に襲われそうなのに、別の悪い条件がいくつも重なりました。

自らが部会長を務める会について報告をしなければいけないのは、事前に分かっていたはずなのに、何も準備をしていないようでした。理由は、前回の会議から進捗がなかったためです。しかし進捗がないという結論は、いつまでたっても出てきません。全体を取り巻く環境についての説明がえんえんと続きました。(私が数えた結果、同じ話が3回も出てきました)。

「え～」「その～」「ということで～」といった調子で、最後まで聞いても結論のよく分からない話でした。私は約15分間、ひたすらじっと我慢していました。多分ほかの出席者も同じ気持ちだったと思います。話の内容は何も頭に残りませんでした。「やっと終わった。よかった！」というのが、くだんの部会長が話し終わった時の感想です。

(4) 限られた時間を有効活用する

先ほどの例は、あちらこちらで実際にある話です。その場に居合わせた時に思うことは、「この人は一体、時間についてどのように考えているのだろうか？」という素朴な疑問です。私は社会人になって、はじめて仕事をしたのがテレビ局でした。テレビ番組の生放送の時などは、秒単位で仕事をします。「すみません。時間が足りないのでコマーシャルをカットします」なんてことは絶対にできません。なぜなら、スポンサーからお金をもらって番組を制作するからです。このように時間管理が非常に厳しい職場にいたせいか、その習慣は今も続いています。

皆さんが働く職場の規模は、それぞれ違います。全員がお互いの顔を知っているという、こじんまりした職場から、規模の大きな病院や施設までさまざまです。

しかし、異なる環境で共通しているのが、「資源としての時間」です。この資源は、職場の大きさや地方が異なっても同じなのです。忙しい人もそうでない人も、与えられた１日の時間は同じ24時間なのです。どんなに時間が足りなくても、お金で買うことのできない貴重な資源であることを、私たちは再確認しなければいけません。

　時間は限りある資源です。自分の時間が大切だと思うのと同様に、相手の時間も尊重する習慣を身につけましょう。そのためには、話すときは必ず頭の中でシミュレーションをした後、声に出すことが重要です。

　「考えながら話す」のではなく、「考えた後話す」ことがポイントです。１秒差で十分ですから、声に出しながら考えるのではなく、考えた後で声に出すようにしましょう。何だか禅問答のようですが、どちらが先かが問題なのです。

　このように分解して考えると、とても面倒なように見えますが、ほんの少し気をつけて練習すれば、誰でもできるようになります。ポイントは、この順序を「話を組み立てる道具」として、自分自身の中に常時携帯することです。

「話す」のプロセス

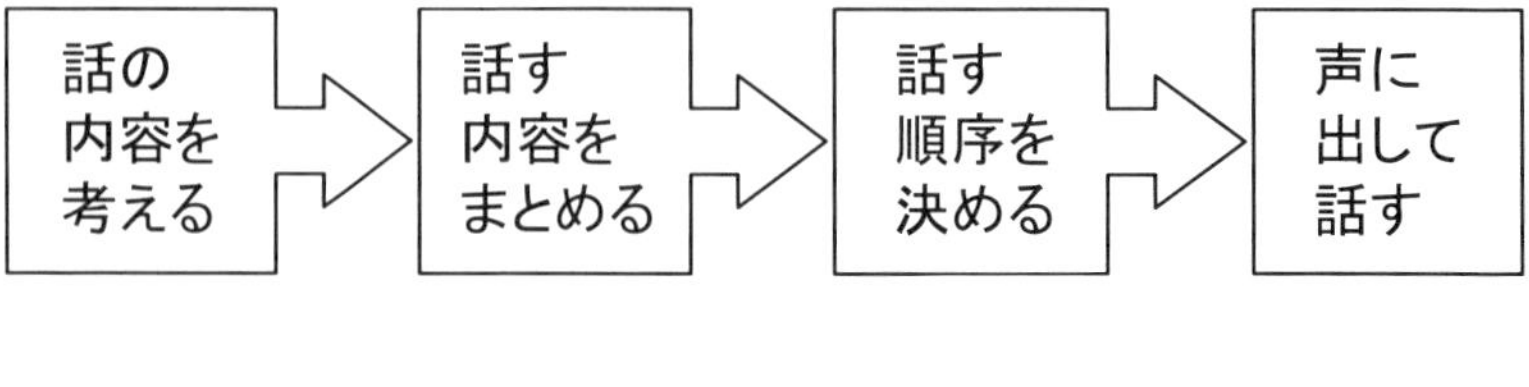

(5)「たとえ話」の活用

いろいろな年代の人と話をするとき、「たとえ話」を数多く用意している人は、相手の理解をサポートできる人です。特に専門用語をいかに分かりやすく伝えられるかを考えるとき、「たとえ話」が重要な役割を果たします。

時折、何気なくそばで聞いていると、だれに対しても同じ話を同じ話し方で説明している人がいます。これは、十分な説明をしているといえません。説明をする相手は、世代も性別も異なる人たちです。その人たちに理解してもらうためには、「たとえ話」を１つでも多く準備することが必要です。

「たとえ話」の数を増やすコツは、いろいろな話題に積極的に触れることが基本です。「そんなことをいっても若い子の話には興味が持てない」、「好きなことだけ考えていたほうが楽しい」など、自分が関心のないことは、まったく聞かないという姿勢はやめましょう。まず、ことばに接して、自分の中に語彙を蓄積することが必要です。なぜなら、一度も触れたことのないことばには、反応できないからです。内容を詳しく知らなくても、何となく聞き覚えのあることばであれば、そこから先に話を発展させることができます。まず、いろいろなことばに触れてみましょう。

特別なことを新しくはじめる必要はありません。テレビを見たり、雑誌を読んだりするときに、今よりも目にとまる範囲を広げることが、語彙を増やすコツです。また職場の先輩や同僚との何気ない話にも興味を持って参加しましょう。自分1人で収集するよりも多くの情報を得ることができます。

(6) 少し高度なテクニック

話し方を磨くために必要な基本テクニックの順序は、次の3つです。

①声の大きさを整える
②話すスピードを整える
③声の高さを整える

基本テクニックが身についた後、次にチャレンジすることは、「ひとつの文中でスピードを変える」テクニックです。

次の文章を相手が内容を「理解しやすい」と感じるような口調で読みましょう。

> 先週の日曜日は、天気がよかったですね。テレビのニュースを見ていると、「最高気温は平年よりも3度も高かったため、遊園地ではアイスクリームが、飛ぶように売れました」と話していました。どうりで暑かったはずです。
>
> 私はまるで、○○のような暑さだと思いました。

いかがですか？　ポイントは、どの点でしたか？　正解が1つしかないわけではなく、読む人の数だけ答えがあります。しかし誰もが共通して注意する点がいくつかあります。

まず、語尾の言い方です。「～ですね」という時は、相手をしっかり見ながらいうことが大切です。また「ね～」と語尾を必要以上に伸ばさないことも重要です。次にテレビニュースの場面では、声のトーンを少し変えて、自分以外の人が話していることを感じさせるようにします。

「最高気温は平年よりも」の後、少し間を取り「3度も高かったため」、「3度」を強調し、「高かった」は、話す声も高くします。

「どうりで暑かったはずです」は、話し手自身が納得したように話します。

「まるで○○のような暑さだと思いました」は、それぞれの個性を発揮して、相手が「なるほど、そんなに暑かったのか」と感じるような比喩を使います。

これだけの短い文章ですが、話す人によってずいぶん雰囲気が変わります。職場の同僚とそれぞれの話し方で発表してみましょう。ほかの人の話し方を聞くことは、非常に参考になります。

(7) 練習しなければ向上しない

話す力を向上させるためには、まず話すことがスタートです。はじめからうまく話せる人はいません。練習の量が多ければ上手くなり、それを怠れば今のままです。

テレビ局で仕事をした経験で実感したことは、アナウンサーははじめから話が上手いわけではないということです。発声練習や早口ことばを毎日のように練習します。インタビューの時などは、自分で原稿を書いて練習し、手直しをして練習するという地道な積み重ねが必要でした。

外国語のように通じないのであれば、誰もが繰り返し学習することが重要だと理解します。しかし幼い頃から使っている日本語は不自由を感じることが少ないため、練習が必要といわれてもピンとこないのです。しかし今よりも話す力を向上させるためには、やはり練習が必要です。

基礎練習は、スポーツをする人と同じです。いくら才能があるからといって、いきなり一流のプレーヤーになることはできません。基礎トレーニングを欠かさないことが重要です。練習は嘘をつきません。必ず結果に結びつきます。すぐに結果の出る人もいれば、時間のかかる人もいます。しかし、練習をしない人を追い越していくことは確実なのです。

(8) 手本を見つける

「あの人のように話せるようになりたい」と思える人を見つけることも、話し方を向上させるコツの1つです。注意深く観察し、その人の何をどのように真似をしたいのか、分解していきましょう。「何となくなりたい」では、上達しません。どの点を真似たいと思うのか、具体的なポイントを見つけることが大切です。

話し方は完璧でなくても、「味のある話し方」をする人がいます。それは別の意味で魅力的な話し方です。しかし「味のある話し方」は、ある程度、年齢を重ねた人、つまり味のある人生を送ってきた人でなければできません。

話し方を向上させる方法は、いくつもあります。またゴールも1つではありません。相手に分かりやすく、話している自分自身も納得できる話し方、そしてお互いの時間を大切にする話し方を目指して、チャレンジしましょう

「話し方」チェックシート

1,	声は聞きとりやすい大きさである	
2,	早口ではない	
3,	表情に気をつけながら話している	
4,	話をまとめた後、口に出している	
5,	同じことを何度もいうことはない	
6,	話すときのひとつの文章は短い	
7,	自分の話の帰着点を考えながら話している	
8,	途中で自分の話が分からなくなることはない	
9,	ユーモアのセンスがある	
10,	話すのが好きである	

○７個以上…………わかりやすい話し方ができています。
○４～６個以上……もう少しで話すことが楽しくなりますよ。
○３個以下…………問題解決の秘訣は練習です。

7. 「聞く力」の向上法

(1) 「聞き方」はなぜ重要なのか

私はカウンセラーの勉強をしたとき、「話を聞くのはこんなに難しいのか」と改めて痛感しました。インタビュアーの仕事をしていたので、訓練はできていると思っていました。しかし、プロフェッショナルとしての聞き方を基礎から学ぶと、その奥深さに驚きました。

「話し方」と「聞き方」は対人コミュニケーションの重要な2つのスキルですが、どちらもそれぞれの難しさがあります。「話し方」の主導権は、おもに話し手側にあります。そのため能動的に計画を立てることができます。それに対して「聞き方」は、主導権が聞き手側ではなく、相手（話し手側）にあります。そのため聞き手側は、受動的な対応になります。

このように聞きたいと思っても、話す相手の考えが同じでなければどうすることもできません。話し手側が、話しやすいと感じる聞き方をすることにより、本人も気づかなかった深層の真実に触れることができます。

私自身、カウンセラーの訓練をしていたとき、この体験をしてずいぶん驚きました。「私はこんなことを考えていたのか」、「聞いてくれる人が、上手な人だと新たな気づきがあるんだな」と実感しました。

こうして「聞き方」のうまい人と話すと、新たなアイデアが出やすいことを発見しました。すると困ったときや考えが煮詰まったときは、聞き上手な人に積極的に相談するようになりました。その方が、早く問題が解決するからです。話しながら自分の考えを冷静に見直し、答えを見つけることができます。そして導き出される答えに納得ができます。誰かに決められた答えではなく、自分自身で気がついた答えは無理なく自分の中に、入ってくることが分かりました。

(2)「聞き上手な人」は時代の要請

数年前テレビ番組を見て、目からウロコが落ちることを経験しました。その番組には80歳を過ぎた介護ボランティアの男性が登場していました。彼は退職するまで、企業人として営業分野の仕事に長く携わっていたそうです。デイサービスに来る高齢者に、笑顔で話しかけています。相談をされると、親身になって聞いています。その聞き方が、何ともうまいというか自然体で好感が持てるのです。

「疲れませんか？」という質問に対して、彼は笑いながら「そりゃ、疲れますよ。でもね、あと3年はこのボランティアはできると思いますよ」と答えていました。

この話をきいて、「あぁ、なんて素敵な人だろう。皆が頼りにしていることが、この人の生き甲斐になっているんだ。その生き甲斐が、こんなに元気で活躍させているんだ」

彼が80歳を過ぎてなお、社会と強いつながりを持っていられるのは、卓越したコミュニケーション力が基本になっているのだと思います。本人は、そんな大それたこととは思っていないかもしれません。長い職業人生の間に培った人との接し方が、その後の人生に役立つよい例です。

これだけ情報があふれているのに孤独感を感じている人は、子供から若いお母さん、仕事でがんばる人たちから高齢者まで、あらゆる世代にいます。その人たちに対応できるコミュニケーション力を持つことは、いつでもどこでも頼りにされる人になることなのです。

医療機関で働く皆さんは、基本的に「聞く力」を養成されていると思います。体調が良くないとき、誰もが自分の不調や不安を訴えます。それを受け止め、しっかり聞かなければ、対応が不十分になります。人は気持ちが弱くなったとき、自分を受け止めてくれるのは誰なのか、敏感に感じとるのです。相手が安心し、お互いの信頼関係を作るためにも、聞く力は重要です。

(3)　効果的な聞き方

①関心を持つ

話を聞くときは、まず「あなたの話を聞くよ」というサインを相手に送ることが必要です。そのためには、まず仕事の手を止めます。パソコンの画面に向かって仕事を続けたままだったり、何かを読みながら話を聞くのは悪い習慣です。次に相手の方へ身体を向けます。顔だけではなく、身体全体を向けることがポイントです。

そして前傾姿勢をとります。話に興味があるときは、「それで」、「その続きは？」というように、身を乗り出すのが自然な行動です。上半身を前に傾けることにより、聞く気持ちを表現します。

次に相手の目を見ます。「相手の目を見る」というと、じっと見続ける人がいますが、それは相手を追い込むときに使う手法で、この場合は不適切です。「目を見る」というのは、口元を見ながら、時々目を見るくらいで十分です。

話している途中で目をそらしてよい範囲は、「証明写真の範囲」と覚えましょう。頭の上の部分、両肩の範囲、男性であればネクタイの結び目の当たりであれば、首を動かさないため、目をそらした印象を与えません。

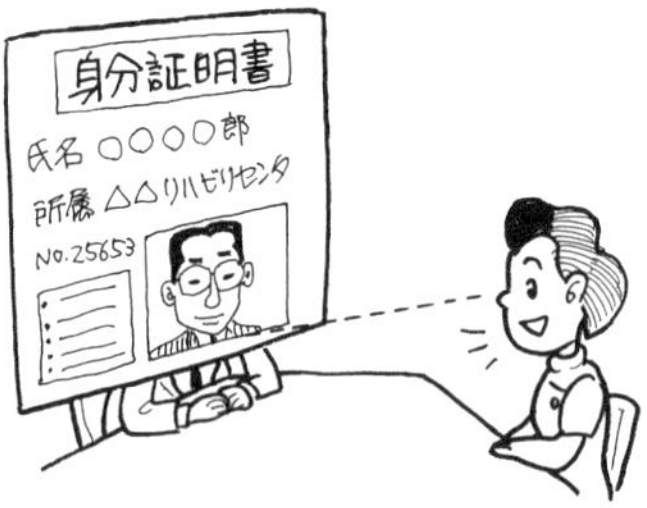

表情を柔らかくして、相手の話を聞きます。「なんだ！」と怒ったような顔をしたり、無表情は避けましょう。またボールペンを絶えず動かしたり、足をぶらぶらさせたりするなど、相手が話している途中で気になるような動作をしてはいけません。それは相手の話が面白くない、興味がないというサインを送っていることになるからです。

②うながす

うなずいたり、相づちを打つことも「聞いているよ」とサインを出すことになります。ただし単調なうなずきは、何度も繰り返していると、

「きき方」のプロセス

仕事の手を止める → 身体を相手に向ける → 前傾姿勢をとる → 相手の目を見る → 聞く姿勢

「聞いていない」と思われるので要注意です。

「なるほど」、「それで」という短いことばを入れて、話の流れを促進します。聞いているときは、相手の話を途中で取って自分が話したり、話の腰を折るような発言は控えましょう。このようなことをされると話している方は、「もう止めた」とそれ以上話す意欲がなくなります。

よい聞き方では、相手に対して共感的な理解を示すことが必要です。簡単に批判したり、評価を下したりしないことが重要です。そのためには、まず肯定的な発言からスタートします。「そうだね」、「なるほど」などのことばが、最初に出るように習慣づけましょう。

③理解する

相手に対して、先入観や偏見をもたないことも重要です。「前回、こういう話をしたのだから、また同じだろう」、「きっと○○に違いない」など、相手に対する思いこみからスタートすると、まったく違う内容として誤解をする恐れがあります。このような先入観や偏見は、時として単なる質問をクレームと勘違いし、問題を大きくする場合があります。経験は大切ですが、そのことから発生する先入観には注意が必要です。

相手の言葉を別の言葉で言い換えてみるのも有効です。「あなたの話は、○○ということですか？」すると「そうです、そのとおりです」または、「いえ、そうではなくて・・・」などの返答がかえってきます。言い換えることによって、話し手は、改めて自分の考えを反すうするチャンスを得るのです。

　話を要約して、送り返すことも同じ効果が期待できます。「つまりあなたの言いたいことは、○○ということですね」など、自分の述べた内容を的確にまとめてもらうと、話し手はさらに考えをまとめることができます。しかし、言い換えも要約も話をしっかり聞いていなければできません。集中して聞くことがポイントです。

　また相手の表情や動作、ことばの強調や省略から、感情の動きを注意深く読み取ることが必要です。「分かりましたか？」と質問をすると、「はい」と答えたとき、本当に理解しているのか、それとも理解していないのかは、相手の表情を見ていると分かります。話をことばの文脈だけでとらえず、相手の全身から発信される情報としてとらえることが重要です。

④援助する

　相手が答えるために考えているとき、「それは○○だろう」とむやみに口をはさまないことも大切です。人にはそれぞれ考える時間の長さが違います。すぐに反応する人もいれ

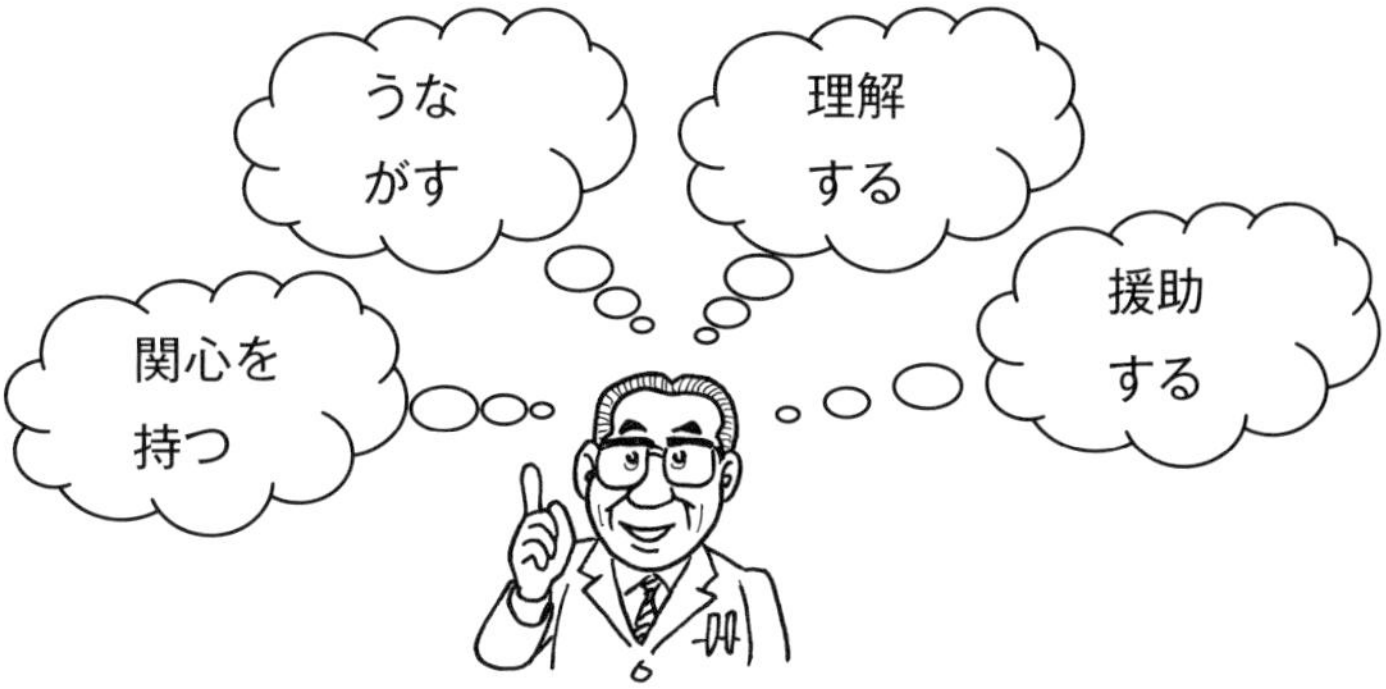

ば、じっくり考えてことばにする人もいます。自分のペースではなく、話す側のペースを尊重するように気をつけましょう。

「だったら○○すればいいよ」とか「こうしたらどうかな」とすぐにアドバイスをしないことも重要です。すぐに答えることを習慣にすると、話す側は深く考えなくなります。「答えを出すのは私じゃない」、「話せば答えを教えてくれるから、いわれたとおりにすればいいんだ」と考えるようになります。防止策として、答えは「必ず本人にいってもらう」と決めておくことです。自分で出した答えであれば納得ができますが、誰かに与えられた答えは、上手くいかなかったとき、「私のせいじゃない。いわれたとおりにやったんだから」といういいわけにつながるからです。

聞き上手な人は、よい話し手を育成します。コミュニケーションを構成する重要な2つの要素は、それぞれの力を高めることによって、思いもかけない相乗効果をもたらします。毎日の小さな練習が、大きな能力を育成するために必要不可欠であることを確認しましょう。

(4) 質問力は、「聞く力」の隠れ技

①答えやすい質問をする

相手の話を聞いていると、思わず質問をしたくなるときがあります。必要にせまられて質問する場合もありますが、話の内容に興味がわいて「もう少し詳しく教えてもらえますか？」と質問をすることもあります。

コミュニケーション力の優れた人の特徴の1つは、質問力の高さです。答えやすい質問をすることで、会話のリズムをよくすることができます。その結果、思わぬ本音に結びつくこともあります。

テレビ番組の仕事をしていた頃、ゲストにインタビューをする機会がたくさんありました。さまざまな年齢や職業など、まったく条件が異なる人に、質問をしなければなりません。「どのように話を聞けばいいのだろう」と途方に暮れることが何度もありました。

インタビューをする時、相手が困ったような顔をしたり、答えるために時間がかかる時に共通している原因が、「質問のまずさ」でした。そのことに気がついたのは、私がインタビューを受ける側になった時です。手慣れた様子で質問をされたのですが、何と答えていいのか分からなくて、ことばに詰まってしまいました。これではいけないと無理矢理答えようとすると、言いたい答えとは違う内容を話しているのです。この時、質問の難しさを痛感しました。

②質問力向上のコツ

質問力を高めるためには、まず下調べが重要です。その内容や相手について理解していなければ、的はずれな質問になってしまいます。その結果、「何も知らないで来たのか」、「そのくらいの知識で何が質問できるのか」と相手に不信感を抱かせてしまいます。十分な準備をしておくと、質問したい箇所が明確になります。

次に答えやすい内容から、質問をはじめることも大切です。いきなり核心に直球を投げるような質問は、成功すればテレビのニュースキャスターのようにスクープを取れる時もまれにあります。しかし相手の態度が硬化したり、険悪な雰囲気になる可能性が高いので、あまりお奨めはできません。

例えば、あいさつの後「外は暑かったですか」など、相手が気軽に答えられる質問からはじめることは、会話をスムーズにするために効果があります。皆さんが無意識のうちに使っている質問力です。ここまでは無意識にできても、この先は意識しながら質問することで「質問力向上」が始まります。

③2つの質問方法

質問の方法は大きく分けて2つあります。人材育成の場面では、さらに質問の仕方を細かく分類しますが、まずこの2つを理解することが基本です。「閉じた質問」と「開かれた質問」が、主な2つです。一方に偏らず、両方をうまく組み合わせることり、相手の答えやすい質問が可能になります。

○「閉じた質問」

相手が「はい」と「いいえ」で答えられる質問が、この質問の代表です。誰にきいても同じ答えが返ってくる質問も、この範囲に入ります。例えば、「今日は何月何日ですか？」「あなたのお母さんは何という名前ですか？」などです。この質問のよいところは、答える人が、あまり深く考えなくても答えられる点です。

はじめて会ったばかりの人や緊張している人が、スムーズに答えられるようにするために有効です。しかし閉じた質問ばかりを繰り返すと、質問されている人は命令されているような窮屈感を感じるようになります。

○「開かれた質問」

「閉じた質問」に対するもう1つの方法が、「開かれた質問」です。この方法は、相手の情報や考えなどについて質問するときに使います。質問された人は、答えを考えなければいけないため、自分自身の状態や気持ちについて振り返るチャンスになります。例えば、「どのような痛みを感じますか?」「将来どのような仕事をしたいですか?」などが代表的な例です。しかし開かれた質問を繰り返すと、答えに行き詰まることがあります。そのため答えることを放棄する場合もあります。そのようなときは、いくつかの選択肢を示して、その中から自分の考えに近い答えを選んでもらうことも有効です。選択肢から選ばれた答えを起点にして改めて「開かれた質問」をすると、さらに答えやすくなります。

○質問の例

A、こんにちは、今日はいいお天気ですね?。

B、そうですね、風が吹いて気持ちがよかったです。

A、前回よりも体調は、よくなりましたか？（閉じた質問）。
B、はい、かなりよくなったと思います。
A、それは、安心しました。今日は特に気になる点がありますか？（閉じた質問）。
B、はい、少し気になることがありまして・・・。
A、そうですか、気になる点があるのですね。
　具体的にどのような点が気になるのですか？（開いた質問）。
B、実は3日くらい前から・・・。

注意が必要な質問に、「どう？」、「どうですか？」の使い方があります。この質問は、何を指して「どう？」と聞いているのかを明確にしない場合、質問の範囲が広すぎて答えるのが難しくなる場合があります。

研修の時、参加者に体験してもらうと、「答えが難しい質問ですね」、「『まあまあ』、『ぼちぼち』などあまり意味のない答えになるなぁ」などの感想が返ってきます。相手の考えを引き出すために有効な質問ですが、使い方を間違えると無駄な会話が多くなり、核心を聞く時間がなくなってしまうこともあります。

私は、質問力の基本は相手に対する配慮だと考えています。「どうすれば答えやすいか」をいつも考えることが質問力向上のスタートではないでしょうか？

「聞き方」チェックシート

1,	話を聞くときは、相手の方を向いている	
2,	仕事の手を止めて聞いている	
3,	相手の目を見ながら聞くようにしている	
4,	うなずいたり相づちを打っている	
5,	最初から否定しない	
6,	相手の話の腰を折らない	
7,	途中で話しを取ることなく、最後まで聞いている	
8,	的確な質問をしている	
9,	相手が考えている間は待っている	
10,	共感的な理解を示すようにしている	

○7個以上………聞き方の達人です。
○4個～6個……聞き上手です。達人まで後一歩です。
○3個以下………落ちついて聞く習慣を身につけましょう。

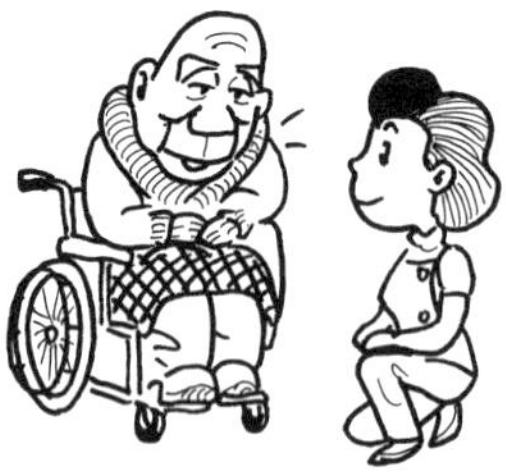

第3章

医療現場の組織育成

下田　静香
法政大学大学院職業能力開発研究所

1. 組織の育成

(1) 組織とは何か

「組織」とは、何でしょう。改めて説明を求められると、簡単に答えられる質問ではないかもしれません。「組織」ということばそのものも管理者になると、よく使いますが、一般のスタッフは、あまり使うことが少ないことばです。また、一般のスタッフは特に、「組織」ということばは、管理者に関係することばであって、自分たちにはあまり関係のないことばと思っている人も多いかもしれません。

組織の育成をお話する前に、「組織」そのものについて整理しておきます。

私たちは自分以外の人たちと行動を共にするときには、自分を含む複数の人たちと「組織」が形成され、その中の一人として行動しています。仕事をするときはもちろんのこと、友達と遊ぶとき、家族といるとき、複数の人が集まると組織が形成されます。

「組織」に相反することばとして「個人」があります。「組織」を分かりやすく説明するために、２つの違いを「一人旅」と「友達と旅行する」に置き換えて、比較してみましょう。

一人旅は、自分で行きたい場所を決め、目的地までのルート、交通手段も自分の好きなものを選択できます。また、宿泊するホテル、食事をとる場所や時間など、自分の好みで選択することができます。旅の途中で疲れたら、自分の意思で休むこともでき、また途中で旅をやめることもできます。つまり、どんなことでも一人で決めることができ、一人で好きなように行動することができます。一方で、旅の情報収集は自分だけに限定されるため、もっと楽しめるかもしれない情報を知ることができないデメリットもあります。

では、友達との旅行はどうでしょう。

旅行に行くメンバーの都合のよい日程、行きたい場所、泊まりたいホテル、旅先で立ち寄りたいレストランやカフェ・・・・すべてにおいて、メンバーの意向をお互いに確認し、話し合いのうえで決めます。折り合いがつかないときは調整を図りながら、旅行の準備を進めなければなりません。また、ときには楽しい旅行にするために、喧嘩にならないよう、一方のメンバーが意見を取り下げることもあるでしょう。さらに、旅の途中では、計画したことを変更するにしても、それぞれのメンバーの意見を聞き、互いに合意をえながら変更することになります。

友達との旅行は、一人旅と比較すると、自分の意向だけで、何事も決められないことが大きな違いです。複数のメンバーが関わっているため、何か行動を起こそうとするときは、各メンバーの意見を聞き、相互調整を図って、物事を決定し実行することが必要となります。その一方で、多くの人が集まれば、情報量も豊富で、楽しみも倍増です。

組織より個人のほうが気楽でいいのではないかと思う人がいると思います。しかし、組織でできるメリットはたくさんあります。困難なことにぶつかったときは、みんなで考え、みんなで解決の道を探り、みんなでよりよい解決方法を選択することができます。個人の場合は、個人の頭でしか解決案を見い出せないため、最良の解決方法を見つけることはできないかもしれません。

また、個人の力には限界がありますが、複数の人が集まる組織では、一人の力は三人分、四人分へと力を多様に発揮することも可能です。

組織とは、同じ目的を持った複数の人たちが集まって、それを達成しようとする集団であり、達成するために努力をする集団です。

「個人」と「組織」の違い

	メリット	デメリット
個人	・何事も自分の思いどおりにできる ・失敗しても自分の責任の範囲内ですむ ・進めていることを自分の意思でやめることができる ・一人で決められるので、すぐに実行に移せる	・協力を求めることができない ・失敗後の後処理もすべて一人でしなければならない ・困難時の解決案の数、質に限りがある。 ・前向きな提案も自分の枠内に留まる
組織	・構成メンバーの協力をえることができる ・困難時にメンバーの数、相応の解決案を出すことができる ・規模の大きな事案を実行できる	・複数の意見が出るので、どの意見が最良であるかの検討時間が必要となる ・決定するのにメンバーの意見調整が必要なので、時間がかかる

「個人」と「組織」のメリット、デメリットを整理すると、上表のようになります。

組織とは、二人以上の複数の人たちの集合体といわれています。例えば、社長一人と社員一人でも、それは組織となりうるのです。しかし、ただ単に複数の人が集まっただけでは、組織ということはできません。集まったうえで、次の3つのことを実行し続けて初めて、組織が成立します。

組織を形成する人たちが、

① 1つの目的をもつこと

② 協働・協力すること

③ コミュニケーションをとること

複数の人が集まるということは、何がしかの目的があるはずです。その目的を達成するために、集まったメンバーは、お互いの思っている目的を表面化させて、目的達成に向けて具体的な行動計画を決めます。集まったメンバーが同じ方向を向き、同じ行動がとれるように相互に関わることで、組織が成立します。

また、複数のメンバーが1つの目的を達成するためには、目的までのステップ（段取り）を決め、段取りどおり進めるためにそれぞれの役割を決めなければなりません。役割は集まった複数のメンバー一人ひとりに与えられ、それぞれがお互いの役割の進捗状況を確認しながら、協力し、進めていく努力をしなければ、目的は達成できません。組織成立のためには、協働・協力が必要となります。さらに、段取りどおりスムーズに進めるためには、役割を与えられたメンバーが連絡を取り合うことが必要となります。そのためには、メンバー間の情報交換や情報共有など、相互のコミュニケーションが欠かせません。

組織とは、単に人が集まれば成立するのではなく、意図的に組織を形成しようとする意志と行動があってはじめて、成立するものといえるでしょう。

まとめ

組織とは、１つの目的を複数のメンバーと一緒に達成しようとする意志をもった集まりです。

集まった人たちが、目的に向かって達成するための具体的な行動を共に考え、その行動を、共に実行に移すことが大切です！

組織の基本度チェック
「あなたの病院は、“組織”になっていますか？」

	着眼点	チェック欄
1	毎年、病院の年度目標が発表されている。	
2	毎年、部署の目標を部門長がスタッフを集めて説明している。	
3	目標カードを記入するとき、上司から病院目標もしくは部門目標の説明、指導がある。	
4	病院目標や部門目標が部署内のどこかに掲示してある。	
5	経営幹部会議での決定事項が、全スタッフに伝わる仕組みがある。 （例）議事録の回覧、伝達ミーティングなど	
6	各種委員会がどんな活動をしているのかを書面で公開している。	
7	院内で、係長・主任以上が集まる研修が年２回以上ある。	
8	患者・地域向けの院内行事は、全スタッフが必ず参加することになっている。	
9	スタッフ間の伝達は、電話、院内メール、書面、対面など伝達内容に応じて使い分けている。	
10	昼の休憩時にスタッフ用休憩室を利用するなど他部署のスタッフと話す機会が多い。	

(2) 組織の育成とは

組織を育成するとは、どんなことをするのでしょうか。

組織の育成は、「組織風土」と深い関係があります。育成された組織とは、自律的に複数のメンバーがよりよい方向に進むような風土ができ上がっていると言ってよいでしょう。

組織風土を定義するとしたら、「集まった人たちにより、自然につくられた、明文化されていない決まりごとや習慣があり、それを誰に指示されることもなく、その決まりごとや習慣に従って行動している状態」だと思います。組織風土には、よい組織風土もあればあまり望ましくない組織風土もあります。

例えば、「決まりごとはないが、始業時刻は朝9時なのに、15分前にはスタッフ全員が配置場所につき、仕事の準備をしている」、「忙しいときは、周囲のスタッフが声をかけなくても手伝ってくれる」などは、仕事に対して積極的な組織風土といえます。反対に、「終業時刻が過ぎているのに、残業している人がいると帰りづらい」、「同じ部署なのに、他のスタッフの仕事には、お互いに関わらないようにしている」などは、必ずしもよいとはいい難い組織風土です。また、「意見があれば、上司、先輩他スタッフ同士で言いたいことがいえる」という組織風土は、活発に意見交換ができ、仕事の改善・改革はしやすい風土にもなりますが、一方で、言いたい放題の無秩序な状態の風土にもなりかねません。

悪い組織風土は、放置しておくと、スタッフ間の仕事にも悪い影響を与えます。「終業時刻が過ぎているのに、他のスタッフが残業していると帰りづらい」ことが続くと、病院経営にとって時間外手当の増大につながりますし、スタッフにとっても疲労や精神的なストレスになりかねません。また、「他のスタッフの仕事には、お互いに関わらないようにしている」とお互いの仕事がどのような状況になっているかの情報がないため、外部や他部署からの問い合わせに対して、タイムリーな対応ができなくなってしまいます。結果として、患者や外部の医療関係機関などの対応に支障をきたすという事態を引き起こします。

好ましくない組織風土は、すぐにでも改善したほうがよいのですが組織風土は、スタッフが日頃のお互いの言動から自然につくり上げてきた決まりごとや習慣で、明文化されているものではないので、何をどのように変えるのかを断定しづらい側面をもっています。さらにスタッフ同士がこれでよいと、日頃から慣れ親しんでいる行動や習慣の決まりごとですから、それを変えるというのは、「従来の決まりごとを破ること」を意味します。

○自部署にはどんな組織風土がありますか。

《よい組織風土》

《悪い組織風土》

スタッフが、よしとしているルールにも関わらず、それを変えようとすることは、当然のことながら、慣れ親しんでいる人からの反発が出るでしょうし、素直に従おうとする人は少ないでしょう。ですから、「組織風土改革」といって、組織風土を大胆に変えようとする試みをすることがありますが、組織風土はそんなにすぐには変わるものではありません。慣れ親しんできた決まりごとや習慣を少しずつ変える取り組みが必要です。人材育成に時間を要するのと同様に、組織の風土を変えるのにはある程度の時間を要します。

組織の育成とは、その組織にいるメンバーが、①1つの目的をもつこと、②協力・協働すること、③コミュニケーションをとることを継続し、組織の目的を達成するためにより

人材育成のイメージ

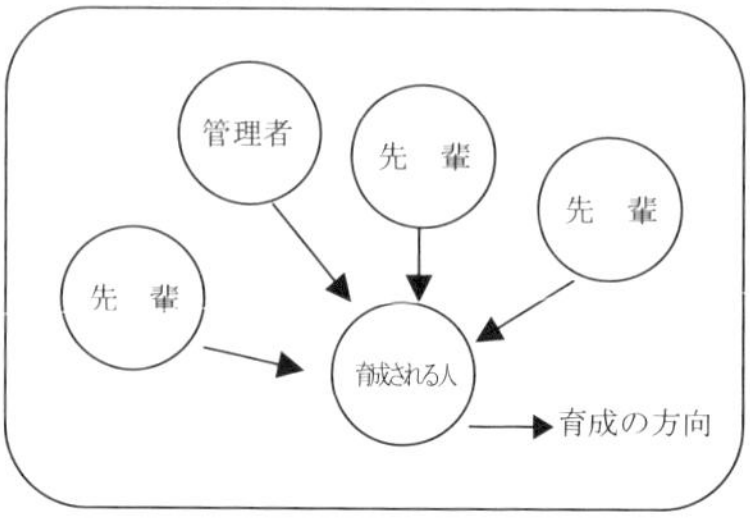

組織育成のイメージ

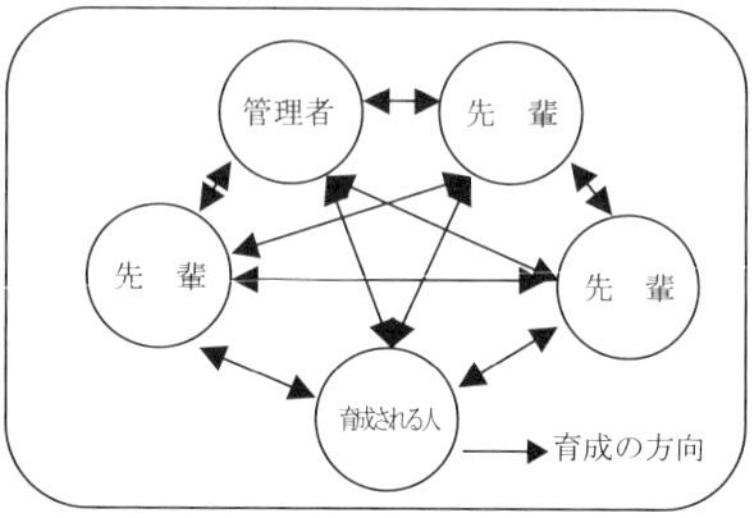

よい組織風土をつくり続けることです。組織の目的を達成しようとする過程で、メンバー自身がそれぞれの役割を通じて自分自身を成長させることができるのです。

では、人材の育成は、組織の長（管理者）の役割ですが組織の育成は誰がするのでしょうか。

組織の育成は、組織をまとめる（統括する）という意味では、育成するのは組織の長といえますが、協力・協働したり、コミュニケーションをとったりということになると、組織の長だけでできることではありません。スタッフ相互間のやりとりによって、自律的に行われることですから、その組織の中にいるスタッフ全員がお互いに育成しあうといえるでしょう。

組織の育成は、スタッフ一人ひとりの自律的な行動にかかっていますがそれを待っているのでは、育成にはつながりません。意図的にスタッフ一人ひとりの自律的な意志がわき上がり、よい組織風土をつくりあげる行動に変化させる必要があります。

組織風土は、スタッフが慣れ親しんできたものですから、自ら変えようとする気は起りません。意図的に風土が変化するよう何らかの組織を育成する「しかけ」をしなければなりません。

まとめ
組織の育成は、スタッフ間での協力やコミュニケーションを通じて実行されます。組織の中にいるスタッフ全員が関わって初めて実行できること。そのしかけをするのは、組織の長（管理者）です！

2. 病院の組織

(1) 患者から見た病院組織

私たちが、病院と関わるのは、病気やけがをしたときもあれば、予防接種や人間ドック、勤め先の健康診断で訪れることもあります。病院という組織について、改めて、病院とは、どのようなイメージがもたれている組織でしょうか。

「病気を治すところ」、「病気になって行くところなので、正直なところ、あまり行きたくない場所」、「診察に行くと時間がかかる」など患者目線のイメージもあれば、「専門的な仕事をしている人がいる」、「24時間動いている」、「人手不足」、「常に命と向き合っている」など同じ職業人としての目線イメージもあります。

患者目線で見ると、病気やけがの時に行くところで心弾むような気持ちを抱く場所でないのに、行けば行ったで、待たされるなどあまりよいイメージの場所ではありません。職業人の目線で見ると、常に稼動し、人の命と向き合って仕事をしていながらも、専門職としての技術を磨く自己研鑽を惜しまないという尊敬の念を抱く人たちがいる組織でもあります。

一生懸命に自己研鑽を積みながら、仕事をしている人たちの集まりと認めていながらも、患者にとってみると、よいイメージでないのはなぜでしょうか。

それは、きわめて単純なことなのではないかと思うのです。患者は、できるだけ早く病気やけがを治し、さらに言うならば事務手続きなど面倒なことがなくてすむことを望んでいるはずです。受付から診察、検査などを終えて、会計までスムーズに事《こと》が進み、安心して帰ることを望んでいます。

その一方で、病院では、患者に質の高い医療サービスを提供するために、高度な医療技術や知識を磨くことに力を注いでいます。実際に、病院のスタッフは、一般企業の人たちと比べると自己研鑽に時間をかける人が多く、自費で各種学会に登録参加したり、発表を行ったりと、仕事の技術や知識向上に努力を惜しみません。

しかし、この実態は、患者の期待と病院の努力のすれ違いが生じているとみてとれます。それを明らかにしているのは、病院でも実施している患者満足度調査の結果です。

筆者が仕事で関わる病院の患者満足度調査の結果をみると、患者の不満の内容は、病院スタッフの技術に関してはほとんどありません。患者は、注射が少しぐらい痛くても、わざわざそれを病院に不満として訴えることはありません。少しぐらいの痛みは我慢をします。また、患者が、医師の診察や処置の仕方、手術の内容にクレームをつけることはないでしょう。国家資格を取得した医療職のスタッフに対して、その技術のことを素人があれこれと意見することはありません。いずれにしても患者は、病院スタッフの医療技術をその道のプロとして認めているからです。

患者満足度調査であげられる不満とは、多くの場合、待ち時間の長さ、スタッフのことば遣いや態度、事務手続きの煩雑さ、スタッフの説明不足、院内の案内不備で迷うことなど、医療行為を施す前後の部分がほとんどです。また、建物のきれいさ（壁、床、灯りなど）、院内のレストランの質（メニューの多さやおいしさ）、売店の質（院内での設置場所、品数等）、駐車場の利用方法、喫煙場所の設置など、ハード面での不満もよく聞きます。

このような結果から、病院のスタッフが日々、技術や知識を磨くことだけが必ずしも患者が病院に期待していることではないことがいえるのではないでしょうか。

○自院の患者満足度調査の結果のワースト5を書き出してみましょう。

・
・
・
・
・

記入した5項目は、あなたの病院に対して、患者が早急に改善してほしいことであり、最も期待していることです。技術面での不満はありますか。患者のシグナルを見逃していませんか。

(2) 病院が目指す組織とは

患者が期待することに応えるのが病院です。患者は、早く病気やけがを治してほしいという思いで病院を訪れます。では、専門職としての技術や知識を日々磨く病院スタッフが目指すことは何でしょう。

患者の動きと病院スタッフの関わり

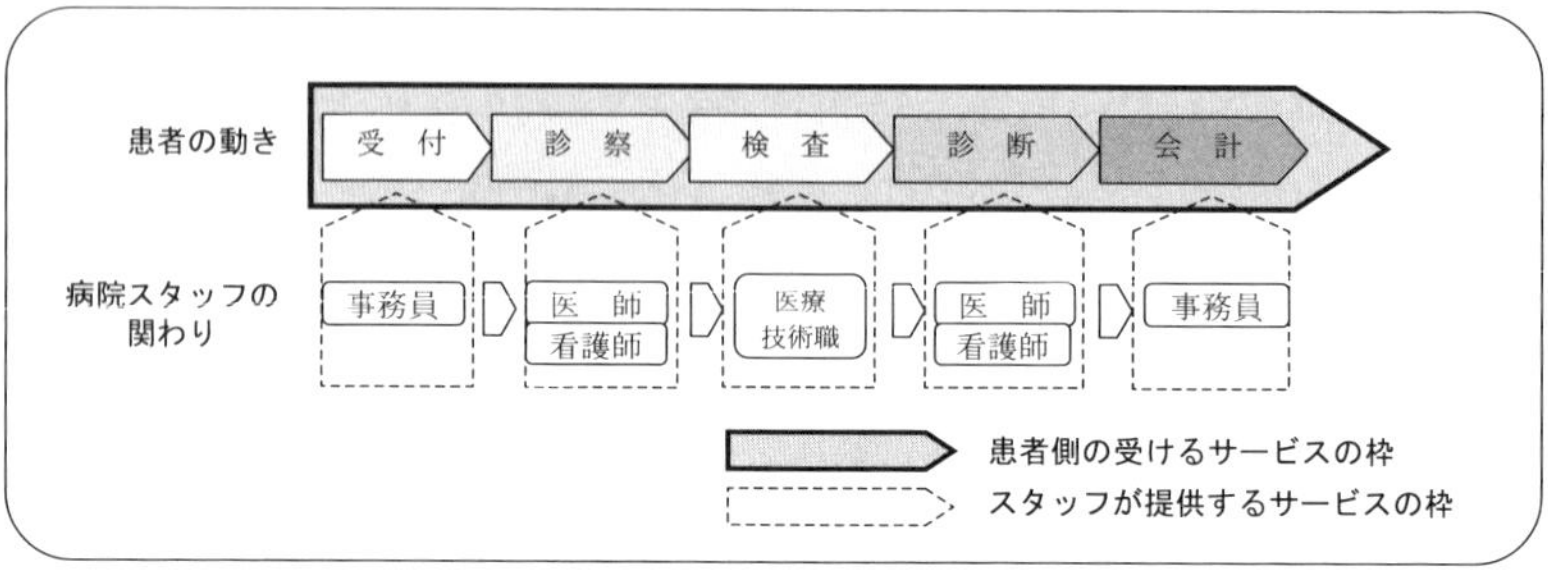

どの病院でも待ち時間の不満が上位にランク入りしている現実を考慮すると、まずは、患者が、病院の建物に入ってから、受付から会計をすませて病院を出ていくまでのスムーズな流れをつくることにあります。私たちが、洋服を買うときをイメージしてみましょう。お店に行くと、店員が「いらっしゃいませ」といい、求めている洋服を聞き出そうとします。こちらが洋服のイメージを伝えるとそれに見合ったものを見つくろって持ってきてくれます。気に入ったものがあれば、レジまで店員に連れて行ってもらい、会計をすませ、「ありがとうございました」という店員の見送りで店を出ます。お店の場合は、一人の店員もしくは多くても二、三人の店員が一人のお客様に関わり、1つのサービスの流れをつくりますので、サービスの流れが途切れることがありません。また小スペースで複数の店員がサービスの流れをつくっています。ですから、お客様の方も、少数の店員が自分の思いを聴き取っ

てくれますので、自分の好みを知ってもらい、関わりをもちながら、ほしいものを選ぶことができるので、心地よいサービスを受けることができます。

病院の場合はどうでしょう。一人の患者への一連の「サービス」は、店でのサービスと異なり、確実に複数のスタッフでサービスの流れをつくっています。

ここで、患者が病院に訪れたときの病院での一連の流れと、患者を受け入れる病院側の受け入れ体制を比べてみましょう。

患者は病院に来ると、「病院に行って、診てもらう」という1つの流れをイメージしています。「受付して、診察してもらい、検査を受け、診断してもらい、会計する」という1つの流れです。一方、患者を受け入れる病院の体制は、受付は医事課スタッフ、診察は医師と看護師、検査やレントゲン撮影では検査技師や放射線技師、会計は医事課スタッフというように、複数のスタッフ（職種）が1つの流れを形成しています。とはいえ、複数のスタッフが関わっているにせよ、途切れない流れのサービスが提供できていれば、患者は病院に対しての不満は少なくなるでしょうが、実際は、受付と診察の間、診察と検査の間、検査と診断の間、診断と会計の間と、それぞれの「間」が存在し、そこにサービスの途切れが生じてしまいます。

その「間」をつなげるスタッフがいなければ、患者は長く待たされてしまったり、診察、検査のたびにスタッフから同じことを質問されたりと、サービスの途切れから生じる不具合に不満を抱いてしまいます。

病院が目指す組織とは、第一に、病院に来てくれる患者へのサービスの流れを途切れさせない体制をつくれる組織です。それとともに、個々のスタッフが高度で確実な医療技術を提供できる組織ではないでしょうか。どちらかが優先ということではなく、2つの組織の要素が両輪で動くことが必要です。

(3) 患者が来てくれてこそ成り立つ組織

私たちは、多くの組織に囲まれて暮らしています。一般企業の組織、自治体の組織、NPOの組織、プライベート仲間の組織など、それぞれの組織には、何らかの目的があります。言うまでもありませんが、病院は、患者の病気やけがを治すことが目的であり、患者がいてこそ成り立つ組織です。患者が病院に治療に来ることで、治療費が収入となり、その収入からスタッフの賃金支給や設備投資（医療機器や物品の購入）が可能となり、次の患者を受け入れる体制を維持できるのです。患者が来なければ、病院はその地で運営し続けることができない組織です。

では、病院スタッフは、病院組織の成り立ちをどれだけ意識しているでしょうか。

ここに、あるデータがあります。病院スタッフが考える「病院は、誰のために、何のためにあるのか」という問いに関する回答です。これは、筆者が病院の管理職を対象とした研修で行うディスカッションで得た結果です。皆さんの病院スタッフは、どんな回答をするでしょうか。

皆さんが勤務している病院は、誰のために、何のためにあるのでしょうか。

・
・
・
・

次の表がその結果です。

筆者が過去に多く聞いた意見は、次の表のとおり患者の病気やけがの治癒と健康の増進でした。回答結果でも明らかですが、病院スタッフ自身も患者のために病院があることは

【病院は誰のために、何のためにありますか？（回答結果）】

順位	誰のため	何のため
1	患者	病気やけがを治す、病気やけがの予防、健康増進
2	地域住民	健康面での安全、安心を守る
3	職員	働く場所を提供する
4	医療分野の学生、研究生	実習の場、治験の場を提供する、知識や技術を体験させる

※順位は、筆者実施の研修での回答数より

十分に自覚されていました。

その一方で、「患者のためにある」というその自覚があるにも関わらず、病院に対する患者の不満はなくならないのも事実です。

その原因として考えられるのは、病院組織が抱えている次の6つの課題が考えられます。

【課題①】人員不足で、毎日の患者対応に追われ、自分の担当範囲の仕事を処理するのに精いっぱいで、スタッフが疲弊している。

【患者への影響】

○笑顔で対応する余裕がなくなる。

○連絡もれ、説明不足などが生じ、院内でたらいまわしにしかねない。

【課題②】日々の多忙さから、初期の時点でのスタッフ育成に割く時間をとることが難しい。

【患者への影響】

○患者からの問い合わせに対応できるスタッフが限られる。

○技術上の質が低下する。

【課題③】日常業務内での小さな不満を発端とするさまざまなスタッフの不満の受け皿がない（上司も忙しく、部下の話を聞く時間がとれない）。

【患者への影響】

○不満の表情が患者対応で見え隠れする。

○不満を言えずに退職する。

【課題④】スタッフの入職者、退職者による出入りが激しく、人員が定着しない。仕事を教えても、すぐに辞めてしまうので、また一から教えなければならない。

【患者への影響】

○業務指導に時間がとられるため、患者対応人員が不足する。

○未熟なスタッフが多くなるので、技術上の質の低下につながる。

【課題⑤】患者からの要望が以前よりも複雑化してきている（患者のモンスター化）。

【患者への影響】

○入職、退職が多くスタッフが複雑な患者対応ができず、その対応ぶりも影響し、ますますモンスター化する。

【課題⑥】病院に対する世間の目が厳しくなってきている（医療事故やミスの公開、第三者評価など）。

【患者への影響】

○点検回数、書類作成が多くなり、本来の医療業務以外の仕事が増え、疲弊する。（患者への影響度は間接的）

※２００９年筆者実施Ａ病院「組織運営に関する意識調査」（364名回答）の分析結果より。

病院組織内で発生しているこのような課題の1つでもいいので、解決する仕組みを整えることが、患者が期待する病院に近づく第一歩になります。

患者目線の組織度チェック
「あなたの病院では患者の期待に応えていますか」

	着　眼　点	チェック欄
1	患者からの意見（クレーム）内容は、全スタッフに伝達できる仕組みがある。	
2	自部門への意見（クレーム）は、部署ミーティングで対応策を検討している。	
3	患者満足度調査を定期的に実施している。	
4	患者向けの掲示物の文字の大きさは見やすい大きさである。	
5	総合受付窓口が不在になることはない。（不在時には、代わりになる窓口の案内がされている）	
6	意見（クレーム）記入用紙の設置場所は、意見への回答を掲示する場所の近くに設置してある。	
7	スタッフには、院内で患者とすれ違うとき、会釈する習慣がある。	
8	スタッフには、院内エレベーターに患者が乗ってきたとき、降りる階を訊いて押す習慣がある。	
9	スタッフの名札の文字は見やすい大きさである。	
10	院内で迷っていそうな患者を見かけたら、スタッフから声をかけている。	

3. 病院の組織育成

(1) 病院の組織の特徴～2つの壁「専門性の壁」と「建物の壁」～

病院は、患者の病気やけがを治すという目的の下で形成された組織であり、そこに所属するスタッフは、その目的を達成するために仕事をしていることは前項で述べたとおりです。一般の企業組織も何らかの目的をもって事業を行っているのですが、病院の組織と一般企業の組織では、大きく異なる点があります。それは、組織を構成しているスタッフが、国家資格や認定資格による異なる専門性をもって仕事をしており、その保有資格で組織の部門が構成されているという点です。診療部門は医師、看護部は看護師もしくは准看護師、助産師、医療技術部は、薬剤師や臨床検査技師、診療放射線技師、理学療法士、作業療法士、言語聴覚士や管理栄養士などが配属されます。事務部は特に保有資格による配属の制限はありませんが、事務部門特有の民間認定資格がいくつかあります。

病院組織の特徴は、専門性の違いによる保有資格での部門構成にあり、これがよくも悪

部門の構成と専門性の壁

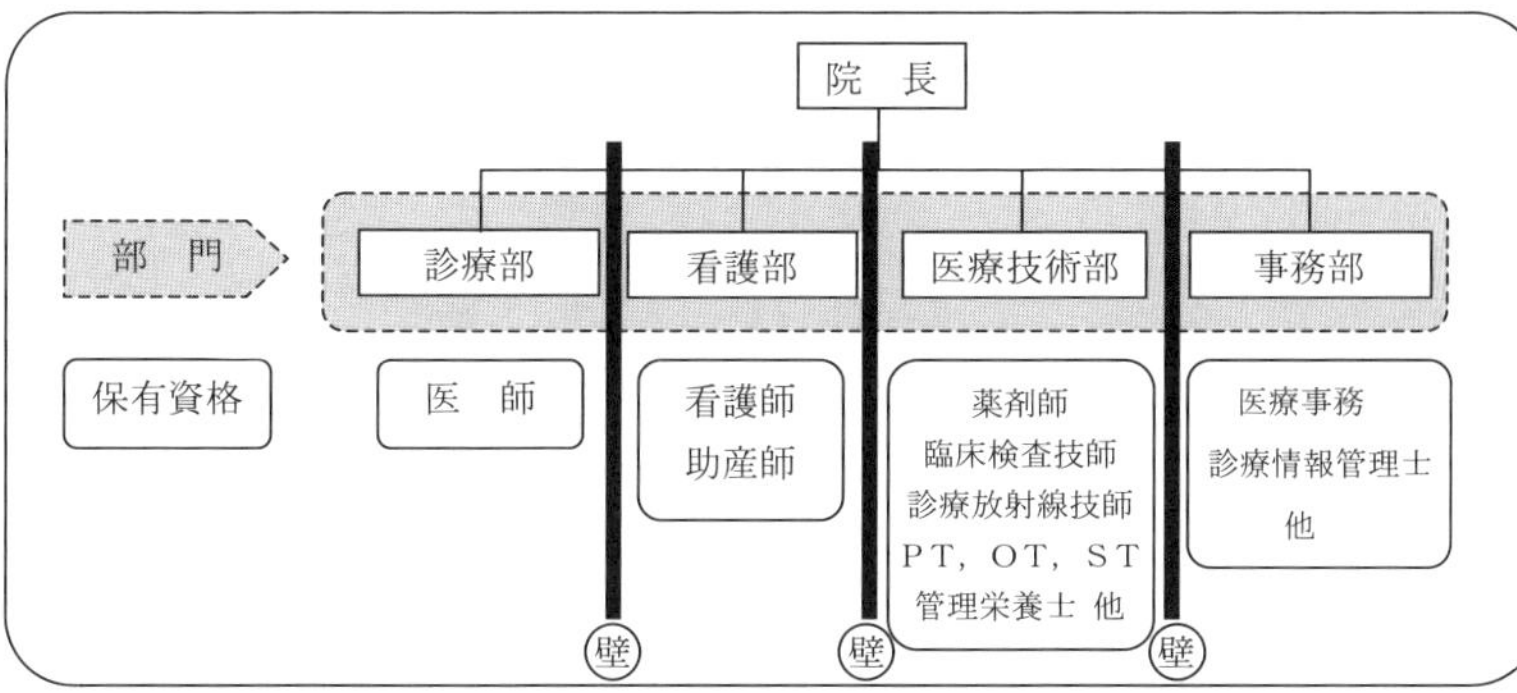

くも患者サービスを左右しているといえます。各部門は、それぞれ資格がなければできない専門的な仕事を抱えており、他部門のスタッフがその仕事に手を出すことはできません。しかし専門の仕事には手をつけられないにしても、仕事の進め方や患者への対応など改善アドバイスができることに関しても、「専門が違うから」という理由で、お互いに他部門に口を出しにくい風土があります。これが患者サービスを阻む病院組織の壁です。

　この「壁」は、部門という壁であり、「専門性の壁」です（上図参照）。

　他の専門には免許・資格がなければ、手を貸すことができないため、どんなに忙しくても他部門が立ち入ることを難しくしている壁です。全スタッフが組織の目的を達成するために協働しようにも、手を貸すことができない現実がここにあります。

昨今、特に医療の現場では、同じ職種内で専門分野をさらに細分化し、より専門性を高めようとする取り組みがなされています。細分化し専門分野を狭めることで、より専門性を高め、確実な技術を提供することが目的です。しかし、その半面、専門性を高めることによる現場での弊害も発生していることを、ある病院の看護部長から聞きました。「中途で採用した認定看護師の資格をもっている看護師なのに、日常で基本的な看護ケアを実践していないため、夜勤で、基本的な看護ができなく、結局、初歩的な看護業務から指導し直した。専門性が高くなったと同時に分野の幅が狭くなり、本来の総合的な看護業務ができなくなってしまっている」というのです。これは、看護部門に限ったことではないはずです。

また、技術的な弊害と同時に、組織的な弊害も発生しています。部門間での「専門性の壁」だけではなく、同部門（同職種）間での「専門性の壁」もできていることです。ある病院では、同じ病棟勤務であるにも関わらず、緩和ケアの認定看護師が、緩和ケアチームの業務しかしないということも起こっていると聞きます。患者を目の前にしていても、「私は専門が違うので」と通常の患者対応をしないそうです。患者からすると、「看護師は看護をしてくれる人」という目で見ています。どの看護師も対応してくれると思っているはずが、高度な専門になればなるほど、その態度は強くなるようです。本来、患者へのケアを高めるために取得した資格であるにもかかわらず、患者が期待していることに応えられない対応をとってしまっています。これでは、本末転倒です。

専門分野が分化されていること、専門分野を狭めてより高度な技術を磨くことは、患者の病気やけがを治すために行われていることであるはずなのですが、逆に現場では、患者へのサービス低下を招いている実態があります。

このような「専門性の壁」を無くすべく、行われているのが「委員会活動」です。

委員会活動は、専門性の壁に「穴」をあけ、部門横断的な取り組みをしています。病院機能評価の認定を受けている病院は、設置が必須になっている委員会もあり、病院には大変多くの委員会が設置されています。病院にとって、主要な委員会で多職種のスタッフが、組織横断的に協力・協働と相互のコミュニケーションを繰り返すことで専門性の壁が生み出す課題は多少なりとも解決できるでしょう。しかし現実は、委員会活動が形骸化しており、委員会の役割、目的がかなり明確になっていなければ、機能しない状態にあるようです。

組織の壁　立ちはだかり度チェック
「専門性の壁を自ら、つくっていませんか？」

	着　眼　点	チェック欄
1	自部門に関係する他部門の業務の流れをよく知らない。	
2	他部門への連絡は、院内メールですませている。	
3	部門内で誰が何を担当しているのかが明確にされていない。	
4	部門内での業務分担割が３年以上変わっていない。	
5	不在のスタッフがいると業務が滞る (不在時に問い合わせがあると、他のスタッフは誰も対応できない)。	
6	他部門と調整したいことがあっても、言いづらいので、そのままにすることが多い。	
7	院内で患者が、迷うことが多い。	
8	活動しているのかわからない委員会がある (委員会を開催しているのかわからない)。	
9	自院で行っているサービス（健診、予防接種の概要など）を説明できないスタッフが多い。	
10	病院からのお知らせで、連絡漏れが多い (知らされていない部署、知らされているのに知らないという部署・スタッフが多い)。	

病院の組織には、もう1つの壁があります。「専門性の壁」にさらに「建物の壁」があります。部門別に部屋が分けられているのは当然なのですが、病院の建物の壁は、患者にとっても他部門（他職種）にとっても、専門的なことで業務（技術）の中身が分からないのに加えて、建物の壁でさらに内部が見えないという構造にあります。また、業務の性質上、入室を制限される部屋もあり、病院の組織はお互いの部門が見づらい環境にあるといえます。この環境も、患者へのサービスの流れを阻む1つの原因となっています。

病院の組織において、「専門性の壁」と「建物の壁」によって生じる患者サービスの業務遂行を阻む障害を取り除くことができるのは組織の育成であると考えられます。

病院組織に求められていることは、第一に患者なのですから、組織の育成は患者へのサービス低下を防止することが原点です。

(2) 病院の組織育成に必要な3つのキーワード

では、「専門性の壁」と「建物の壁」（組織の壁）が隔てていることは何でしょうか。

専門性の壁と建物の壁を乗り越えるために、次の3つのキーワードを実行することで解消できることがあるでしょう。

組織育成に必要な3つのキーワード

①見に行く
②会いに行く
③話しに行く

とても簡単なことですが、いざ実行するとなると、忙しかったり、面倒になったりと、継続できないことでもあります。

では、3つのキーワードが、病院組織の育成にどのような効果があるかを説明しましょう。

① 見に行く

他部門に足を運ぶことは、案外少ないものです。特に事務部門では、病院内を歩いたのは入職したときに案内されて以来ほとんど歩いたことがないというスタッフもいます。自分の所属している組織（病院）で何が起こっているのかは、まずは目で見て知ることが必要だと思います。

例えば、最近、本はインターネットで買う人が多くなりました。筆者も、ほとんどインターネットで購入しています。しかし、書店に行くと、自分がほしい本だけではなく、その周辺に並んでいる本、今話題になっている本なども手にとって見ることがあり、ほしい本以外の話題に触れることができます。

「見に行く」とは、自分のほしい情報だけではなく、その周辺情報も知ることができるという効果があります。また、現場を自分の目で確認するという確実な情報を得ることもできます。

ある病院の病棟スタッフが、入院患者の家族より院内で受診できる健康診断について聞かれました。そのスタッフは、その家族に健康診断の担当部署の場所を教えて、そこに行ってもらうようにしました。家族の方が迷うことなく、その部署に行くことができればいいのですが、もし、迷ったら、その人は健康診断の情報を受け取れないまま帰ってしまうことになりかねません。このような積み重ねが病院組織にとって大きな損失につながるのです。

ここで、家族を健康診断の担当部署まで案内することができれば、そのスタッフは自院の患者へのサービス紹介に関してより多くの情報を得ることができます。また、案内した場所に配布用の健診パンフレットがあれば、病棟で問い合わせがあったときには、簡単な説明をすることができますし、健診担当部署で配布しているその他の病院の情報を知ることができるパンフレット類を目にすることもできるでしょう。目にするということは、知ることですから、今後の患者へのサービスは現状より向上する可能性が高くなります。

見に行くことは、他部門の仕事を知るということであり、他部門がどんな患者サービスを提供しているのかを知ることにつながります。

② 会いに行く

筆者が病院での光景でよく目にするのは、電話でお互いに一生懸命説明をしているのですが、まったく理解がえられず、お互いがイライラしている場面です。このような時は、患者の対応でやりとりしているときが多いため、電話でやりとりの時間を費やしている間に、患者はその結果を待つことになります。患者は、この時間を「待ち時間」としてカウントします。それよりは、時には、電話で事《こと》をすませるのではなく、電話口の相手スタッフの部門まで足を運んで、会って話をして、ことを解決するほうが早いこともあります。

電話口でのやりとりより、人は対面で話をしたほうが、理解度は高まります（納得度ではありません）。また、対面で話をしたほうが、丁寧な説明になり、話しの誤解を防ぐこともでき、また誤解を解くこともできます。

メールでのやりとりでトラブルになるのは、表情と声のトーンがわからないからですし、電話でのトラブルは、相手の声のトーンが聞いている側には声のトーンと同じ表情を思い浮かばせてしまうので、余計にカドが立つことになるからです。「よく話をすれば分かることだったのに」というのは、対面で話をしてはじめて分かることです。

また、「会いに行く」ことは、用件があって会いに行くわけですが、「見に行く」と同様に、顔を会わせると、ほかにも伝えておきたいこと、耳に入れておきたい情報が思いつくものです。用件だけで済ませるのではなく、仕事に関係のない話題で対面で話し、コミュニケーションをとることは、組織を成立させる大切な要素の一つです。

③　話しに行く

他部門もしくは病院全体への連絡方法は、電話、院内放送、書面、院内メールなど、さまざまなものがあります。院内での通信環境（院内ＬＡＮなど）が整備されていると、短時間に多くの情報を一斉に他部門に伝えることができ、以前と比較すると大変便利になりました。しかし、一方で院内メールでの配信は、発信者からの一方通行になるため、連絡内容を理解してくれたかまではわかりません。これは、書面での連絡も同じことです。病院でよく聞く話ですが、研修会のお知らせを各部門に書面で配布をしたのに、研修会当日になって、「聞いてなかったから参加できない」と言います。よって、院内メールや書面配布には、連絡徹底の限界があることがわかります。

また、病院からの重要事項の伝達についてはどうでしょうか。例えば、病院目標や事業計画をスタッフに伝達したいときはどのようにしていますか。伝達には、次の3つの段階が考えられます。

a. 病院目標とその概要が書かれた書面をスタッフに配布する

b. 病院目標とその概要が書かれた書面を配布し、説明する時間をとる

c. 病院目標とその概要が書かれた書面を配布、説明し、内容について質問を受ける

病院目標や事業計画は理解してもらわなければ、達成に至りません。そのためには、c. の「病院目標とその概要が書かれた書面を配布、説明し、内容について質問を受ける」方法が最適です。伝えたことを理解しているのかを確認するには、一方通行ではなく、相互のやりとりが必要ですから、メールや書面は避け、対面して、自らの口で理解度を確認しながら説明することが基本となるでしょう。

まして、病院目標は組織として機能させるための一方向への導きですので、スタッフ一

人ひとりの理解と納得を得ながら伝えることが望まれます。

情報が全体にうまく伝わらないという問題は、筆者が２００９年に3病院で実施した「組織運営に関する意識調査」で、どの病院からも約５％前後のスタッフから声があがっている。伝達内容が理解できない納得できないの前に、伝達がしっかりとされているかに問題があるのかもしれません。わざわざ話しに行くという行動は、病院組織の「壁」を破ってくれるかもしれません。

まとめ

組織の壁に穴をあける３つのキーワード。

① 見に行く
② 会いに行く
③ 話しに行く

簡単だからこそ、実行しやすい３つの行動です。

4. 簡単にできる組織の育成法

(1) 「見に行く」を実行する～「患者になって病院探検チェック」～

病院に勤務していながら、他部門に行ったことがないというスタッフは多いと思います。患者にとって病院スタッフは、「病院のことを何でも知っている人」だと理解しています。通路でいきなり患者に問いかけられたことがあるスタッフも多いでしょう。それは、患者は院内では、不安を抱えながら行動していることをうかがいとることができます。だからこそ、院内で患者が過ごしやすいような環境を整えることが必要です。

まずは、病院スタッフ自身が「病院を見に行く」ことで、患者が過ごしやすい環境を整えることをはじめてみましょう。

そこで、「患者になって病院探検チェック」を紹介します。これは、患者からの視点で病院にこうあってほしいという期待値を患者の院内での不安、不便さを着眼点にしたものです。不快や不便はサービスの低下につながりますので、目で見える課題をスタッフの目で

患者になって病院探検チェック

着眼点	チェック欄	連携	サービス	改善	育成
正面玄関					
総合案内係は常駐しているか（不在時の問い合わせ先を明示しているか）。	□	○	○		
玄関周辺の掲示物は見やすい字、見やすい内容であるか。	□		○	○	
患者の作品、ボランティアからの作品など季節を考えて、また適度な具合に置いているか（ごちゃごちゃに置いていないか）。	□	○	○		
病院パンフレット類が取りやすく並べられているか。	□	○	○	○	
医師・管理者の顔写真が掲示されているか。	□		○		
【雨天時】使用後の傘袋が片づけられているか。	□	○	○		
【雨天時】玄関の床は滑らないように拭かれているか。	□		○		
廊下・階段					
院内の案内表示がわかりやすいか（患者の目線の高さに設置されている、色分けされているなど）。	□	○	○	○	
階段や廊下にごみ、ほこりがないか。	□	○	○		○
意見箱					
患者からの意見シート記入は、患者が書きやすい場所に設置しているか(記載台の高さ、スペース)。	□		○	○	
意見返信は見やすい場所に掲示しているか（掲示の文字の大きさ、掲示物の高さ）。	□		○		
外回り・駐車場					
植木、花壇などの剪定はされているか（プランターの雑草など）。	□	○			
ゴミなど清掃が行き届いているか。	□	○	○		
化粧室					
消臭されているか。	□		○	○	○
洗面台は汚れていないか（髪の毛、水しぶきなど）。	□		○	○	○
ペーパータオルの補充は十分か。	□		○	○	
ゴミ箱はいっぱいになっていないか。	□		○		
トイレ内の掲示物がはがれていないか。	□	○			
応接室・事務室					
掃除が行き届いているか。	□				○
絵画、認定証など壁掛けは曲がっていないか。	□				○
裏方が見えていないか（段ボールやファイルなど）。	□			○	○
造花など時期（季節）外れなものが置かれていないか。	□				○
各自のデスク上の整理整頓がされているか。	□			○	○

☆「病院探検チェック表」の活用方法

1．チェックする人
　　複数の部門（職種）のスタッフ５、６名
2．チェック方法
　　チェックする人が各自、チェック表を記入します。
3．チェック後の活用
　①４つの視点で分類
　　各着眼点には、「連携」「サービス」「改善」「育成」の４つの視点で課題を分類してあります。

　　「改善」に○印がしてある着眼点は、着眼点の内容について改善を必要とする項目であり、着眼点に関連することについても改善の余地がないかを探してみましょう。
　②チェックした着眼点の処理
　　できていない箇所については、誰がいつまでに改善（解決）するのかを検討する機会を設けましょう。

　　また、すぐに改善できることは部門を問わずに改善に当たりましょう。

事実を確認して、患者サービス低下を招く組織でかかえる課題の抽出をするためのチェックシートです。

「患者になって病院探検チェック」は、どの病院にも活用できるような着眼点にしてありますが、月1回程度のペースで「探検隊」をつくって、院内巡回することをお奨めします。筆者がこのチェック表を作成するに当たり協力していただいた病院では、一緒に巡回していただいたスタッフには、さまざまな気づきがあったそうです。同じスタッフが毎月巡回するのではなく、巡回メンバーを交替して、違った目で病院を見に行くことをすれば、「患者から見える病院」が少しずつ期待に添える病院へと改善されていくのではないでしょうか。

また、「患者になって病院探検チェック」を何回か活用していると、チェック表がなくても、課題の抽出ができるような目がスタッフに養われてきます。できるだけ多くのスタッフにその目が養われてくると、このような巡回のチェック機能がなくても、チェック表にあるようなことを見つけたスタッフが自ら改善する対策と行動がとれる風土へと変わってきます。

このチェック表は、「患者視点での見た目」で着眼点がつくられていますので、改善については、誰も反対する理由がないことも専門性の壁に「穴」を開けやすいという特長をもっています。病院組織は、小さな改善でも他部門（多職種）との調整でなかなか推進しづらい組織です。しかし、患者視点で「見た目」が悪いものは、サービスの向上を考えればすぐにでも改善することは推進するしかないのです。その点で、このチェック表は、「部門間（職種間）での壁」を破るきっかけになるものとしても効果があります。

次頁の表は、チェック表を用いずに、ある病棟の「患者になって病院探検チェック」を実施し、気づいた点を抽出し、改善策や考えられる点をまとめたものです。

表のような抽出と分析が部門間（職種間）を超えてできるようになると、患者サービスに視点をおいた組織が育成された1つの証となるかもしれません。

(2)「会いに行く」と「話しに行く」を実行する

①「毎日続けよう！朝礼と夕礼」

朝礼と夕礼の効果をご存じでしょうか。その進め方、その取り組む理由によっては、大変効果のある取り組みです。朝礼と夕礼は、朝礼・夕礼の場所にスタッフへ「会いに行く」、スタッフに「話しに行く」ことを同時にできます。自分の仕事以外の関連した周辺情報を

「患者になって病院探検チェック（病棟）」チェック事例

気付いた点	考えられる点、改善策など	連携	サービス	改善	育成
階段にほこりがたまっている。清掃は業者委託であるが…	委託業者の現場定期点検の実施はされているか。 事務部門の病院内の巡回はなされているか。	○	○	○	
物置スペースが利用者から丸見えになっている。	目隠しなどの工夫が必要なのではないか。 → 利用者および家族に対しての見栄えの問題。		○	○	○
物置スペースの床に新聞紙が散らかっている。	物置スペースを点検する頻度はどの程度か。 → 利用する備品がないから物置スペースを見ることがなく新聞紙が散乱しているのか、単に気がつかないだけなのか、原因を確認したうえで対応する必要あり。		○	○	○
懇談スペースのビデオデッキ下の本が乱雑。 テレビ裏に張り紙や本が落ちている。	患者スペースの整理整頓の頻度はどの程度か。 上記と異なり、患者から見える場所のため、気が付かないのか、気づいていても放置されているのか。原因を確認したうえで、対処する必要あり。		○	○	○
掲示版の内容が分類されていないため、見づらい。 (最新なのか、常設掲示なのかが分かりにくい)	①最新告知、②入院に関すること(診療報酬など法律に関すること、個人情報など)、③病院からのお知らせ(休診日、携帯の扱いほか)、④健康・予防などのよびかけ的案内など分類して掲示すると見やすいのでは？ → 患者目線の掲示が必要。	○	○	○	

気付いた点	考えられる点、改善策など	連携	サービス	改善	育成
職員の顔写真が掲示板に貼られているが、患者・家族が照合するのは、ナースステーションの受付ではないか？	①職員の顔写真を掲示する目的を確認する必要あり。 せっかく、掲示するのであれば、定期的に入院患者より、「ピカイチ職員」投票などを行ってもらうなどモチベーションが上がる取り組みも職場活性化の１つ。 ②職員の顔写真の掲示は、どの職員が患者・家族にたいしてクレームが出るような行動を起こしたか、ということを目的としていることが多いため、目立たないところに掲示している傾向があるのではないか。		○	○	
非常階段ドアに貼られている掲示（非常階段開閉の注意書き）の内容が統一されていない。 （注意書きのみの階と責任者を明示している階あり）	①リスクマネジメント委員会の範疇であれば、委員会の機能に課題あり。 ②病棟共通の課題として取り上げてのことであれば、病棟の統一がされていない。	○		○	○
ナースステーション前の「ご意見用紙」の補充がされていない。 ※他の病棟も該当するかもしれません。	①患者からの意見を吸い上げることが形骸化している。 ②職員が患者からの意見を吸い上げる意識が希薄している。		○	○	○
「入浴中」のプレート（プラスチックの透明下敷き）が壊れている。 →　他の病棟は手書きの紙にビニールをかぶせていたり、表示内容（文字だけ・挿絵あり）がまちまち。	①見栄えの問題であるが、家族がご覧になってどう思われるかを検討する必要あり。 ②病棟によって、表示内容は統一しなくてよいのか （小児科はイラストなどにする必要がありますが…）。	○	○	○	

取りに行く機会が毎日設定されること、対面で話す機会が毎日設定されていることがメリットの取り組みです。

一般的に朝礼は、その日のスケジュール、全員に伝えておきたいことを共有するために行われています。また、積極的な朝礼を実施している組織では、当番を決めて、1分間スピーチを行っているところもあるでしょう。病院は24時間動いている組織で、交替勤務制をとっているため、前担当者から次の担当者への引き継ぎをする「申し送り」がそれに相当するという病院もあるでしょう。朝礼は、どこの組織でも当たり前に実施されているように思われますが、実施していないという組織もあるのではないでしょうか。

院内メールで連絡事項が通達される環境がある病院では、週に1回朝礼を行っている程度という組織も多いと思います。

また、夕礼はどうでしょうか。病院で実施しているところは少ないのではないでしょうか。「夕礼」は文字どおり、夕方、つまり終業時に行う会です。企業では、終業時刻になるとその日の売上報告や翌日の予定などを共有するために行うところがありますが、病院は24時間動いている組織ですので、1日の〝締め〟をしにくい組織です。

では、改めて朝礼や夕礼にはどんな効果があるのでしょうか。現在も実施している朝礼をさらに効果あるものにするためにはどんな工夫が必要なのでしょうか。

朝礼を実施している病院、実施していない病院も次の取り組み方法を部門内のスタッフに徹底し、朝礼・夕礼の意味を共有することからはじめてみましょう。

☆　朝礼と夕礼の実施のポイント

1　実施の目的

(1)　スタッフ間の情報共有が主たる目的です。

(2)　他スタッフからの情報から自身の担当業務の関連情報を得ることにより、顧客（患者・家族、利用者）のサービス向上を図ります。

(3)　顧客（患者・家族、利用者）のサービス向上により、自身の職務達成感、満足感をえて、さらなるサービス向上のサイクルを醸成します。

2　進め方

(1)　朝礼

①毎朝、実施します。開始時刻は○○時○○分です。

②朝礼で発表する内容は、次のとおりです。

＊当日に遂行する予定の定型業務（個人あるいはチーム）
＊当日の遂行しようと思っているその他の業務（個人あるいはチーム）
＊当日の業務遂行上、援助者が必要であれば、協力者の依頼
＊顧客（患者・家族、利用者）に関わるとき気をつけること

(2) 夕礼

①毎夕、実施します。開始時刻は○○時○○分です。

②夕礼で発表する内容は、次のとおりです。

＊当日の定型業務の遂行状況（予定どおりに遂行したのか、途中になっているのか）
＊当日のその他の業務の遂行状況
＊他スタッフの協力があった場合、どのような場面での協力をえたのか
＊発見した課題（個人、チーム）
＊顧客（患者・家族、利用者）からのメッセージ（要望、お礼ほか何でも）

3 実施に当たっての協力してほしいこと

(1) 他スタッフの発表にいつも以上に耳を傾けてください。

(2) 他スタッフの発表で、少しでも気にかかることがあれば、その場で質問してください。ただし、質問の意図は、あくまでも顧客（患者・家族、利用者）へのサービス上発生する質問と捉え、質問する側、質問を受ける側もその意図を認知しておいてください。

この取り組みは、実際にスタッフから「面倒だ」という声が聞こえるかもしれません。しかし、朝礼や夕礼を実施していると、他のスタッフが今、どんな仕事をしているのか、どんな課題を抱えているのかが、あえて自分が相手に質問して聞かなくても、自然と耳に入ってきます。結果として、朝礼で他のスタッフから発信された情報の中から、自分の仕事に関係のある情報、役に立つ情報を拾って仕事に活用できるようになり、徐々にその効果を実感することが見込まれます。実際に、朝礼と夕礼を実施した病院で、「面倒だ」といっていたスタッフからは、①朝礼での連絡事項について質問できるので、仕事での疑問が少なくなった、②決められた時間に実施すると朝と夕の時間のけじめがつけられるという声がありました。「面倒だ」という声は必ずあがってくるものだと思い、まずは毎日継続することをお奨めします。

また、本来は永続的に実施することが望まれますが、まったく実施していない組織は、朝礼と夕礼を同時に実施しようとするとスタッフからの抵抗があるかもしれません。そのような場合は、「まずは2週間だけやってみよう」というように期間を限定して行い、実施後の評価をスタッフ間で話し合う場面を設けてみるとよいでしょう。

朝礼と夕礼の効果を整理すると、次のようなことが期待できます。

①対面しているので、メールや文書と異なり、伝達したいことが一方通行ではなく、情報を与えられた側の理解度を確認できる。

②一斉に同じ内容を同じことばで伝えることができる（また聞きでの伝え違いのトラブルはよくあります）。

③スタッフ間のビジネスコミュニケーションの場として活用でき、必ず毎日その時間が確保できる。

④他のスタッフの担当業務の遂行状況が分かり、協力体制がとりやすい（忙しそうなスタッフに気軽に声をかけ、手伝うことができる）。

⑤夕礼をすることで、一定時刻までに当日の業務を終了させることを意識して仕事をするようになる。

⑥日々の業務で誰が忙しくて、また誰が手が空いているのかを組織の長が把握できる。

参考までに、実際に朝礼と夕礼を実施し、どの程度の効果があったのか、Ｎ病院の声を紹介しましょう。

◎朝礼と夕礼実施後の変化

＊情報に対する緊張感（よい意味で）が出てきた。「聞いていない」ということがなくなった。

＊先輩の立場から、スタッフが何を知らないのかがわかった。

＊他者の業務について聞くことができるので、自分の仮想経験として蓄積できる。

＊日々の情報を共有できるので、メンバー全員が以前より他メンバー業務の対応ができるようになった。

＊かつては文書回覧で情報をえていたが、目で見るより耳で聞くほうが情報が頭に残る。

＊同じ時、同じ場所、同じ内容を共有できる。

患者サービスが向上したと思われる点

＊担当者しか対応できていなかったことが、他のスタッフでも何らかの初期対応ができるようになった。
＊患者・家族の声（クレーム含む）を聞くのは、文書回覧で知るだけだったが、朝礼でクレーム発生の詳細を聞くことができるので、患者の声を直接的に聞くことで患者・家族に対する姿勢が変わってきた
＊初期対応ができるので、以前より患者・家族を待たせるということが減少した。

朝礼と夕礼を継続して実施しはじめると、慣れが生じてきます。「慣れ」とは、当初の朝礼と夕礼を実施する際の留意点であった「他スタッフの発表にいつも以上に耳を傾ける」ことを意識しなくなることです。同じことを行っていると慣れは必ず生じてきますので、ときどき朝礼の司会者を変えたり、発表内容を変えたりという工夫が必要です。

【朝礼・夕礼の慣れ防止の事例】

・夕礼時の司会者を部署内スタッフが毎日交替で行う
・院内・院外での会議、学会、研修会などで発表がある場合は、朝礼もしくは夕礼を練習の場面に使う

さらに、朝礼と夕礼を組織育成に活用するために、他部門（他職種）での朝礼もしくは夕礼にも参加をするとよいでしょう。毎日参加するのは業務に支障をきたしかねませんので、週1回スタッフ1～2人が関連の深い部門の朝礼に参加すると、関連部門でのタイムリーな関連情報を入手できますし、参加した側からの情報をタイムリーに、自部門のスタッフに伝達することができます。

②誰でも見られる「連絡ノート」

組織で動くことができていない（育成されていない）組織は、結果として、患者へのサービス低下を引き起こします。その引き金となるのは、例えば、患者の窓口として立った人が患者の要望に応えていないためです。どのような場合かというと、①患者が話している内容について情報を持っていないため、その場で対応ができない。患者は、再度窓口に足を運ぶことになる、②患者が話している内容について情報を持っていないが、何とか対応しようと情報を探し、時間がかかり、患者は、待たされることになる、のいずれかです。

組織の成立する条件として、①協力・協働することと、②コミュニケーションをとることがありました。組織として動けていないということは、この事例のように組織として2つのことが出来ていないことを意味します。

N病院で実際に活用している「連絡ノート」

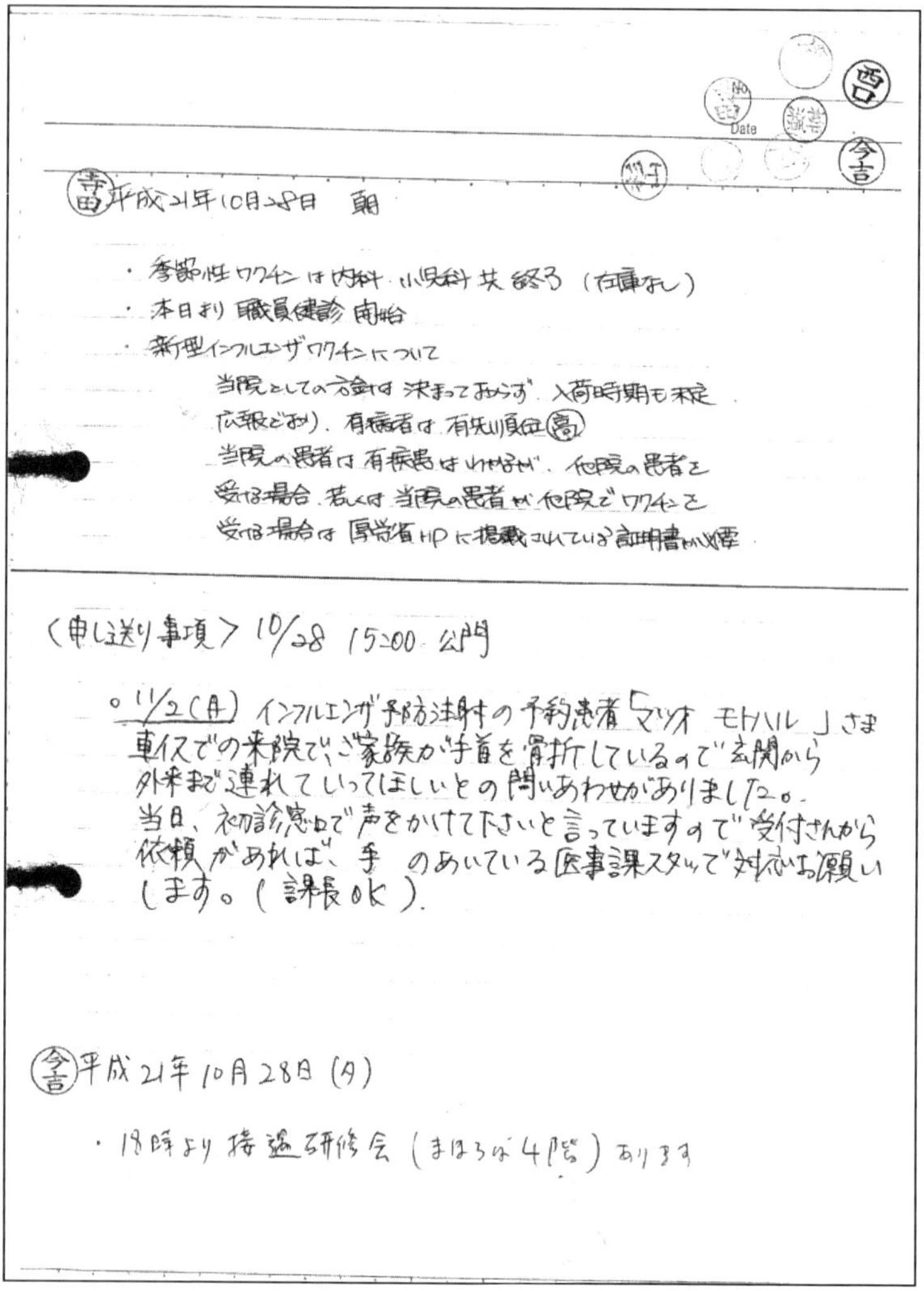

平成21年10月28日　朝

・季節性ワクチンは内科・小児科共終了（在庫なし）
・本日より職員健診開始
・新型インフルエンザワクチンについて
当院としての方針は決まっておらず、入荷時期も未定
広報どおり、有病者は有先順位
当院の患者は有疾患はわかるが、他院の患者を
受ける場合、若しくは当院の患者が他院でワクチンを
受ける場合は厚労省HPに掲載されている証明書が必要

〈申し送り事項〉10/28　15:00　公門

○11/2（月）インフルエンザ予防注射の予約患者「マツオ　モトハル」さま
車イスでの来院で、ご家族が手首を骨折しているので玄関から
外来まで連れていってほしいとの問いあわせがありました。
当日、初診窓口で声をかけて下さいと言っていますので受付さんから
依頼があれば、手のあいている医事課スタッフで対応お願い
します。（課長OK）。

平成21年10月28日（夕）

・18時より接遇研修会（まほろば4階）あります

N病院で実際に活用している「連絡ノート」

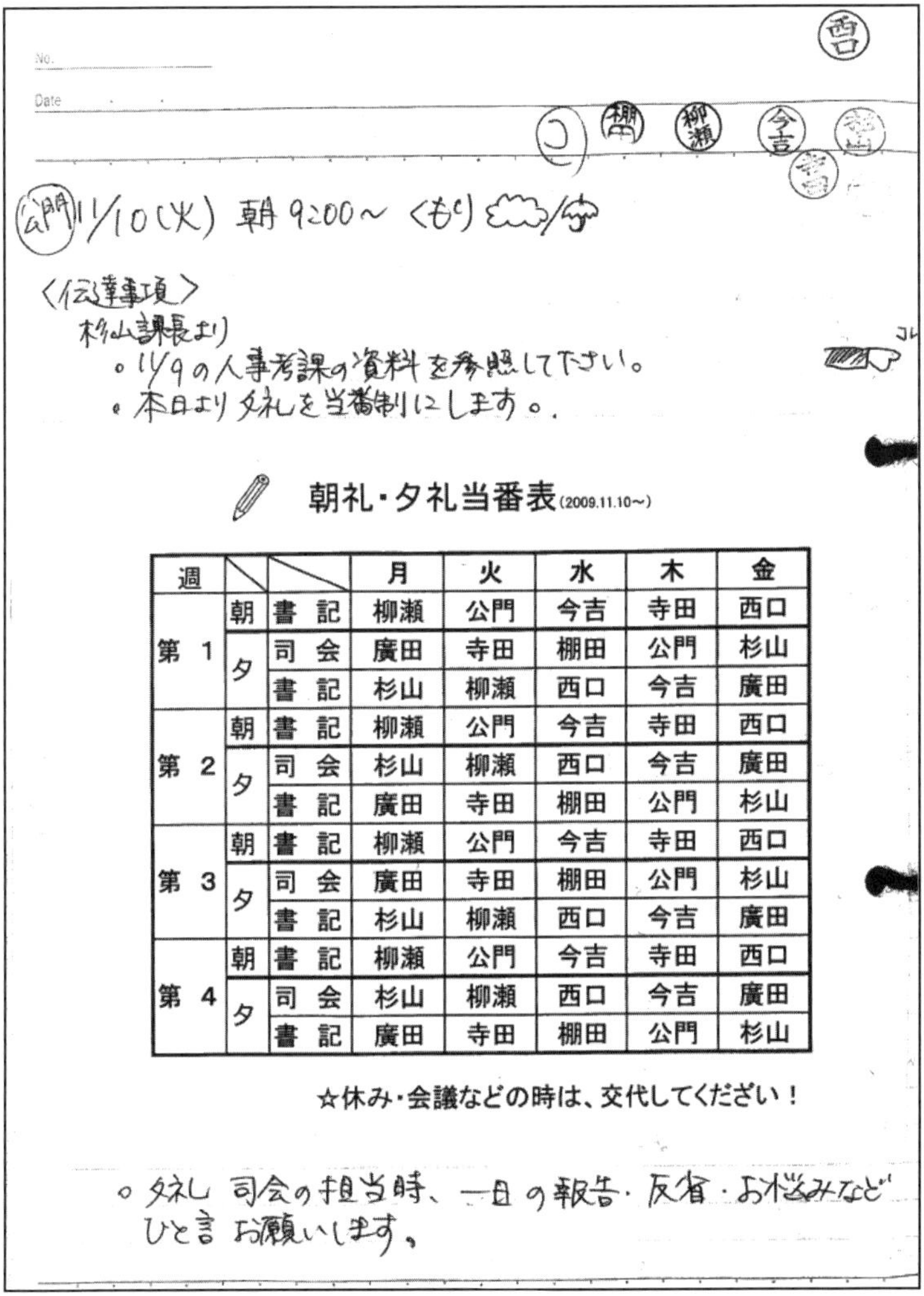

No.

Date

公門 11/10(火) 朝 9:00～ くもり

〈伝達事項〉

杉山課長より

○11/9の人事考課の資料を参照して下さい。

○本日より夕礼を当番制にします。

朝礼・夕礼当番表(2009.11.10～)

週			月	火	水	木	金
第 1	朝	書　記	柳瀬	公門	今吉	寺田	西口
	夕	司　会	廣田	寺田	棚田	公門	杉山
		書　記	杉山	柳瀬	西口	今吉	廣田
第 2	朝	書　記	柳瀬	公門	今吉	寺田	西口
	夕	司　会	杉山	柳瀬	西口	今吉	廣田
		書　記	廣田	寺田	棚田	公門	杉山
第 3	朝	書　記	柳瀬	公門	今吉	寺田	西口
	夕	司　会	廣田	寺田	棚田	公門	杉山
		書　記	杉山	柳瀬	西口	今吉	廣田
第 4	朝	書　記	柳瀬	公門	今吉	寺田	西口
	夕	司　会	杉山	柳瀬	西口	今吉	廣田
		書　記	廣田	寺田	棚田	公門	杉山

☆休み・会議などの時は、交代してください！

○夕礼 司会の担当時、一日の報告・反省・お悩みなど ひと言 お願いします。

協力・協働することとコミュニケーションをとることはどのようにすれば実現できるのかですが、１つの解決策として、「連絡ノート」の活用をお奨めします。

休日出勤のある企業では、出勤時に発生したことを翌日、報告するためにノートにその内容を記録として残します。病棟では申し送り用のノートをつくっている病院も多いと思います。これと同じことを日々実践することで、患者へのサービスの低下を防止することが可能になります。

「連絡ノート」は、部門内のスタッフに知っておいてほしいこと、後になって時系列で経過を確認する可能性があることなど自由に書き込めるものであり、部門内のスタッフがいつでも誰でも見られるものとしておきます。また、ノートに書き込む内容は、朝礼や夕礼で発言されたことも含まれますから、聞き漏らしを防止することができます。連絡ノートに関わるスタッフが同じ情報を共有することで、患者への対応、提供する情報を一律にすることができますから、門前払いのような対応をしないですむことになります。

N病院では、朝礼と夕礼を実施して間もなく、欠勤者への伝達、聞き漏れ防止のために「連絡ノート」を作り、活用し始めました。記入は当番制とし、記入内容を見たら、確認のサイン（印）をすることにしています。ノートの配置場所は、課長のデスクの書類箱とし、誰でもいつでも記入したり、見たりできる体制にしています。
次にあげるのは、連絡ノート活用のポイントです。

連絡ノート活用ポイント
＊〝普段使い〟のノートで十分です。
＊記載内容に規制を設けない（業務伝達だけでなく、節度あるものであればインフォーマルな情報でも自由に記載できるようにします）。
＊部門内のスタッフがいつでも気兼ねなく見られるよう、分かりやすく手に取りやすい場所に設置する。
＊記載内容を見たら、確認のサイン（印）を忘れない。
＊特定のスタッフに伝達したいことは、そのスタッフが不在時のみとし、必ず口頭でも伝える。

連絡ノートを活用することは、会いに行って話をすることができないときの代替にもなります。対面して口頭で伝えることができない場合、連絡ノートが対面の代わりをしてくれます。書面での伝達ですが、一方通行ではなく、見たことを示す確認サインがあることで、仮のコミュニケーションがとれることになります。また、印刷された文字は比較的、大雑肥に見てしまい、情報を見落としがちですが、人が書いた文字というのは、きちんと読もうとする気持ちになりますので、見落としが少ないことも連絡ノートの特長です。

　また、連絡ノートには、もう2つの効果があります。記入内容に制限を設けませんので、仕事以外のインフォーマルな情報を記入するスタッフも出てきます。度がすぎるのはよくありませんが、常識の範囲内でのインフォーマルな情報は容認するとよいでしょう。N病院の連絡ノートには、スタッフの誕生日当日には、みんなからのお祝いメッセージが記入されていることもありました。仕事のコミュニケーションではありませんが、仕事が円滑に進むためのコミュニケーションツールとしての活用方法もあります。

　2つ目の効果は、日々の記入が結果として、時系列での記入になるので、マニュアルに記載されていない変則的に発生する業務の処理方法を共有することができ、変則業務マニュアルの代わりになります。後日、連絡ノートの時系列での処理方法をまとめると、その業務のマニュアルの原案にもなります。

　連絡ノートは、部門内でのスタッフの情報を一元化することが可能となり、スタッフそれぞれが保有している患者への初期対応情報を共有することで、患者サービスの向上につながることが期待できます。一人の患者の情報を複数のスタッフが保有していれば、患者へのレスポンスが早まり、待ち時間の短縮にもつながりますし、連絡ノートをスタッフ自身が活用しはじめることは、他のスタッフの担当業務にも関わる機会が増えスタッフの自律的な協力体制をつくりはじめることも意味します。それが「組織が育成された結果」となるでしょう。

③必ず話せるコミュニケーションタイム～提案編～

話をしに会いに行ってもいない、というのはよくあることです。しかし、これが何度も続くと、もう話をするのは諦めようということになります。部門間（職種間）同士、部門内のスタッフ同士、上司と部下、それぞれが会って、話そうということは、目的を持ってその準備をして会いに行っています。報告したいこと、業務上調整したいこと、提案したいこと、改善したいことなどがあってもそれを聞く機会を失うのは、組織にとって大きな損失につながりかねません。タイミングの悪さから、なかなか会って話ができないことが続くと、話の〝賞味期限〟も過ぎてしまいますし、重要な情報を逃してしまうことにもなります。

このようなことを防止できる方法が、「必ず話せるコミュニケーションタイム」です。こ

必ず話せるコミュニケーションタイムの進め方

(1) 実施目的

① スタッフが日頃から考えている業務改善提案を表面化させる機会を意図的に作り、その改善を実現させ、業務効率を上げることにより顧客（患者・家族、利用者）のサービス向上を目指します。

② 改善提案が実現し、業務効率が向上することにより提案者の達成感、自信につがなり、働きがい（職員満足度）を高めます。

③ 他スタッフの改善の取り組みを知ることにより、複数のスタッフでの業務改善の提案を出しやすい環境、"現状を変える"ことへの積極的態度を奨励する風土を醸成します。

(2) 進め方

① ２日に１度、あるいは３日に１度、スタッフの意見を聴く時間を設定します。(上司が設定します)

毎週　　曜日　　　　時　～　　　時

② スタッフには、提案する内容が即座に実現不可能と自己判断したとしても、①の設定した日時に話をしにくるように伝えます。

③ 提案された内容で、提案者レベルで実現できるものは実行に移させ、次回の設定日で実施状況（結果、途中経過）の報告を受けてください。

(3) 実施に当たっての気をつけたいこと

① 改善提案は、現状の自分の職務遂行上困難であっても（権限がない、仕事量が多くて即改善に着手できないなど)、提案してもらうよう伝える。

② 提案すると仕事量が増えるので提案するのを控えるということは避けるよう伝える。そのためには、提案者の現状の業務量、能力を勘案して、実行に移してもらうタイミングを測ること。

れは、あえて話す時間をつくることです。例えば、部下が上司に話をしたいとき、いつも席にいないので、話す機会を逃してしまうということはよくある話です。病院の場合、管理者はプレイングマネジャーであることが多いですから、デスクワークばかりしているわけにはいきません。しかし、部下や他部署からの情報はとても重要なことを多く含んでいます。だからこそ、必ず席にいる時間を週1回つくるというのがこの方法です。例えば、金曜日午後3時から4時までの1時間は必ず、自分の席でデスクワークをする時間と決めて、その時間であれば、部下や他部門からの話も聞くことができるようにしておくのです。

実際に、管理職がデスクワークの時間をとるのは難しいと言われますが、あえて時間をとることがこの取り組みの重要な点ですし、その時間を最初から確保しておけば、難しくないはずです。特に、業務上の不具合は上司の判断が必要ですから話すタイミングがないからといって、報告しないことは少ないでしょうが、改善提案については、報告がなかったとしても、業務は支障なく進行します。この取り組みは、あえて改善提案に絞って、その提案を話に来てもらうことを意図的につくることです。

組織の育成は、わざわざコストをかけて行うものではなく、また、研修などのOff-JT（職場外研修）で修得されるものではなく、部署内で、そこに所属するメンバーのちょっとした工夫で可能な取り組みです。

反対にその取り組みができれば、メンバー一人ひとりの保有能力が連結されて、患者への良質なサービス提供へと変えることができるのです。

あとがき

本書をお読みいただく病院スタッフの皆さまにお伝えしたいことは、病院など医療業界は専門性の高い特殊な業界ではありますが、人と人が集まる組織としては、他の業界と何も変わりがないということです。

組織を形成している以上は、どの業界でもその組織が動くような努力をそこにいる人たちが自ら工夫して、継続することです。その継続するために必要な、しかしとても簡単な取り組みを本書に収めました。

私が病院の人事のアドバイスをするようになって、7年と半年が経ちました。これまで約40の病院や施設を見てまいりました。どの病院も医療政策によってその経営を大きく左右され、その影響から病院経営を守るのは、やはり組織と人材の育成に限ると気がつかれ、評価制度や目標管理、賃金制度の改革に着手されました。しかし、新たに人事制度で組織を改革しようとしても、その組織にいる病院スタッフがそれに追随してくることは、なかなか難しいものでした。その理由は、スタッフ自身が自分の身の回りの仕事と直結したものではなかったからです。

病院経営をよくするためには、一人ひとりの人材を育成させること、身近な業務遂行が滞りなく進められるようなチーム連携力の高い組織づくりに他なりません。

本書は、組織と人材を大きく〝改革する〟のではなく、今ある資源で、今できる簡単なことから始める〝改善する〟１歩を、病院スタッフの皆さまに提案する１冊とさせていただきます。

本書をまとめるに当たり、データ収集にご協力いただいた済生会中和病院の今川敦史院長、福本誠人事課長、本書を出版するに当たり、快く出版についてお引き受けいただきました、産労総合研究所の高橋邦明氏に心より感謝申し上げます。

下田　静香

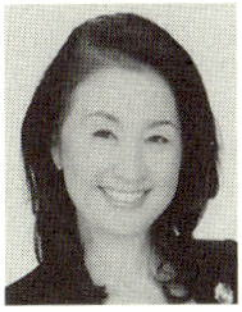

Profile

疋田　幸子（Hikida Yukiko）

法政大学専門職大学院イノベーション・マネジメント研究科修了
経営学修士（MBA）
法政大学大学院職業能力開発研究所特任研究員
東京工業大学非常勤講師
株式会社フロインド代表取締役
各種行政機関、地方自治体、病院などで講演・研修で実績を持つ。
研究分野は人的資源開発　人材育成
主な著書　公務員のためのコミュニケーションお役立ち手帖　ぎょうせい
連載　「職場が元気になるサプリ♪」月刊ガバナンス　ぎょうせい
「人を育てる看護元気講座」師長主任業務実践　産労総合研究所
http://freund.jp/

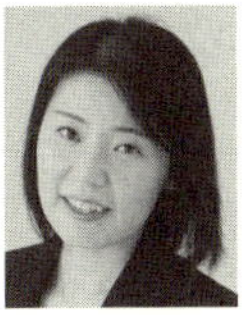

Profile

下田　静香（Shimoda Shizuka）

法政大学専門職大学院イノベーションマネジメント研究科修了
経営学修士（MBA）
法政大学大学院職業能力開発研究所特任研究員
米国 CCE、Ｉｎｃ認定 GCDF-Japan キャリア・カウンセラー
株式会社フロインド　人事アドバイザー
自治体病院・医療法人など約４０施設で人材育成と組織運営のアドバイス、目標管理や評価制度の研修を実施。2010年度香川県看護協会認定看護管理者セカンドレベル『人的資源活用論』の講師担当。
研究分野は病院組織内連携。
http://freund.jp/

医療人材・組織の育成法～患者満足と組織活性のヒント～

2011年２月25日　第１版第１刷発行
2013年６月15日　第１版第２刷発行

定価はカバーに表示してあります。

著　者　疋田幸子
　　　　下田静香
発行者　平　盛之

発行所　㈱産労総合研究所
出版部　経営書院

〒102-0093　東京都千代田区平河町2-4-7　清瀬会館
電話　03(3237)1601　振替　東京　00180-0-11361

落丁・乱丁本はお取り替えいたします。　印刷・製本　中和印刷株式会社

ISBN978-4-86326-088-7